全国名老中医药专家学术传承系列案例教材

总主编　许二平

跟国家级名老中医李发枝做临床

主编　张佩江

全国百佳图书出版单位
中国中医药出版社
·北　京·

图书在版编目（CIP）数据

跟国家级名老中医李发枝做临床 / 张佩江主编 .—北京：
中国中医药出版社，2022.7（2023.5 重印）
全国名老中医药专家学术传承系列案例教材
ISBN 978-7-5132-7617-7

Ⅰ . ①跟… Ⅱ . ①张… Ⅲ . ①中医临床—经验—中国—现代
Ⅳ . ① R249.7

中国版本图书馆 CIP 数据核字（2022）第 079552 号

中国中医药出版社出版
北京经济技术开发区科创十三街 31 号院二区 8 号楼
邮政编码 100176
传真 010-64405721
河北新华第二印刷有限责任公司印刷
各地新华书店经销

开本 710 × 1000 1/16 印张 12.75 字数 184 千字
2022 年 7 月第 1 版 2023 年 5 月第 3 次印刷
书号 ISBN 978 – 7 – 5132 – 7617 – 7

定价 52.00 元
网址 www.cptcm.com

服务热线 010-64405510
购书热线 010-89535836
维权打假 010-64405753

微信服务号 zgzyycbs
微商城网址 https://kdt.im/LIdUGr
官方微博 http://e.weibo.com/cptcm
天猫旗舰店网址 https://zgzyycbs.tmall.com

如有印装质量问题请与本社出版部联系（010-64405510）

全国名老中医药专家学术传承系列案例教材

编审委员会

全国名老中医药专家学术传承系列案例教材

《跟国家级名老中医李发枝做临床》编委会

主　审　李发枝（河南中医药大学第三附属医院）

主　编　张佩江（河南中医药大学）

副主编　吴明阳（河南省中医院）

孙华好（河南中医药大学第三附属医院）

李　萌（河南中医药大学第三附属医院）

王丹妮（河南中医药大学第一附属医院）

编　委（以姓氏笔画为序）

余孝奎（河南中医药大学）

张文娟（河南中医药大学）

张国海（河南中医药大学第三附属医院）

张明利（河南省中医药研究院附属医院）

张金丹（河南省职工医院）

陈玉飞（河南中医药大学）

桑海燕（河南中医药大学第三附属医院）

前言

中医学作为中华民族的瑰宝，源远流长，博大精深，具有独特完整的理论体系和卓越的诊疗效果，为维护我国人民健康和民族繁衍作出了卓越的贡献。名老中医学术经验是中医学宝库中的璀璨明珠，对于名老中医学术经验的传承与发展是提高我国卫生健康保障水平和发展中医学术的重要支撑。如何有效、完善地传承与发扬名老中医学术经验，是当前亟需解决的重要研究课题。

河南是医圣张仲景的故乡，人杰地灵，名医荟萃。河南中医药大学创建于1958年，是全国建校较早的高等中医药院校之一，也是河南唯一的中医药高等院校。学校拥有一批以国医大师、全国名老中医等为代表的国家级名老中医，他们以精湛的医术和独特的诊疗经验在全国享有较高声誉，为我校宝贵的资源和财富。将名老中医药专家宝贵的学术经验作为教学素材，采用全新的教学方法，将其纳入教学计划并有效实施，对于深化教学改革、促进中医药学术的传承与创新具有十分重要的学术价值和现实意义。

随着教育教学改革的不断深化和新的国际化教育理念的引入，我国高等教育在教学内容、教学方法和教学手段等方面的改革不断创新。为进一步深化教学改革，突出办学特色，依托我校特有的资源和优势，我们组织编写了“全国名老中医药专家学术传承系列案例教材”，并在人才培养方案中设置“名老中医学术经验传承课程模块”，构建了“基于名老中医学术经验传承的案例式教学体系”。在教学实施过程中，采取以问题为中心的案例式教学方法，实现教学内容和教学方法的有效契合，达到跟名医做临床的良好效果，使名老中医学术思想和临床经验得到有效传承。

在本系列教材编写过程中，所有参编的老师们都付出了大量心血和汗水，在此表示感谢！限于编者的能力与水平，本套教材难免存在不足之处，敬请同行专家提出宝贵意见，以便再版时进一步修订完善。

全国名老中医药专家学术传承系列案例教材编审委员会

2021 年 3 月

编写说明

《跟国家级名老中医李发枝做临床》这一案例教材依托全国名老中医药专家李发枝传承工作室，对李发枝教授治疗疾病辨病与辨证思路和临证医案进行全面收集、归纳和整理，针对方剂、病证、典型医案进行分析，着力突出对疾病诊治时的辨证要点及临证用方的灵活性。在编写体例上，以李发枝教授“方证相应”“辨病与辨证相结合”的诊病模式为主线，立足中医临床实践，以临证病案为主题，以病案为中心提出问题，内容简洁凝练，内涵丰富，能激发学生学习兴趣，加深学生对方剂、病证等知识要点的理解和掌握，在培养学生中医思维能力的同时，又能锻炼学生的临床诊疗能力，使李发枝教授的学术思想和临床经验通过教学得到更广泛的传承和推广。

本教材分为上、下两篇。上篇学术思想主要介绍李发枝教授在遵循八纲辨证方法的前提下，突出“方证相应”“辨病与辨证相结合”的特色临证诊病思维及学术理念。下篇跟师临证着重介绍跟师李发枝教授的临证医案。正如章太炎先生所云：“中医之成绩，医案最著，欲求前人之经验心得，医案最有线索可循，循此钻研，事半功倍。”中医医案在本科生的中医临床思维教学中起着重要作用。因此，本教材以甘草泻心汤证、大柴胡汤证、归脾汤证、补中益气汤证、御寒汤证、谷精草合剂证、三合汤证、黄芪赤风汤证、黄芪桂枝五物汤证、咳嗽、带状疱疹后遗神经痛等为主讲述；同时，每个方证均有若干临证医案为例，在诊疗前后提出有关病、证、方、药等突显李发枝教授辨证、诊病、遣方用药、随症加减思路的相关问题，结合学生既往所学中医基础知识，引导学生进一步学习、掌握中医诊疗疾病的技能，并对相应的问题进行解析、总结等。本教材突出李发枝教授诊治疾病时“方证相应”这一特色辨证诊疗思路，选方用药有度，善于学习古今医家临证诊病之长，并勇于创新，如对张仲景甘草泻心汤、李东垣御寒汤、韩天佑谷精草合剂等方剂主治病证进行了不断扩展。通过本教材的学习，不仅能促使学生将理论与实践相结合，还可掌握李发枝教授临证诊病时抓主症的思路和方法，从而达到跟随名老中医专家做临床的效果，为未来进入临床打下良好的基础。本教材所介绍的临证病案，亦可供广大临床医师、中医教学人员、研究生及自学者参考阅读。

本教材编写工作得以完成，不仅依靠各参编人员的共同努力，还得到了河南中医药大学教务处、河南中医药大学第三附属医院、全国名老中医药专家李发枝传承工作室及有关同事的大力支持和帮助，在此一并表示感谢！

由于编者学识所限，本教材中错误及疏漏之处在所难免，恳请广大读者及专家、学者不吝指正，以期再版时进一步修订完善。

《跟国家级名老中医李发枝做临床》编委会

2022 年 4 月

李发枝简介

李发枝，男，1943年出生于河南省偃师市城关乡石硖村，13岁遵先严景驯公之命，拜当地名中医杨诒方先生（其伯父为晚清拔贡）为师学习中医，杨先生是李发枝教授的启蒙老师。杨先生医儒兼优，学验俱丰，尤其对温热病及杂病的治疗疗效显著，如用《温病条辨》方治疗"流脑""乙脑""肠伤寒"等，对此印象颇深。杨先生要求李发枝教授先背诵清代《陈修园医书七十二种》中的《医学三字经》《时方歌括》《长沙方歌括》，张汝珍编撰的《春温三字诀》，以及唐容川编撰的《痢症三字诀》，继而要求熟读《神农本草经读》《伤寒论浅注》《金匮要略浅注》和吴鞠通的《温病条辨》，寒暑不辍，学习三年，对李发枝教授以后坚定地走中医之路奠定了基础。其后，李发枝教授在偃师参加153医院军医陈仁主任等开办的西医培训班，随后在本村卫生所独自应诊（仅有西药）。陈仁主任离开偃师时，将河南省卫生厅刚出版的《中医业余函授学习教材》（包括《黄帝内经》《伤寒论》《金匮要略》《中医内科学》《中医外科学》《中医妇科学》《中医儿科学》《中药学》《方剂学》等）赠予李发枝教授，在应诊之余，李发枝教授经常研读该套教材。1960年，杨先生病逝前，将他的《中西汇通医经讲义》（唐容川著）和《温病条辨》（吴鞠通著）留给李发枝教授，并嘱咐其多读书、多临证。1962年，李发枝教授又拜当地名中医马建斋先生为师；卫生所也购置了中药，聘请了中药师。马老先生认为，社会环境会影响疾病谱的变化，诊治疾病应随社会环境的变化而变化。其治杂病，善用逍遥散加乌梅；治崩漏常用《金匮要略》温经汤；并善用制附子、干姜、高良姜等温热药治疗疑难病，且用量较大（制附子

30 ～ 60g）；治痔疮习用王清任黄芪赤风汤；对小儿肺炎病程较长仍发热者，用补中益气汤加地骨皮、桑白皮、神曲。跟师临证期间，他还兼任中药的采购、炮制等工作。1964 年，李发枝教授购买了一套同年 6 月出版的“中医学院试用教材重订本”，即二版教材，自此，他又常年以研读二版教材为主。其间，李发枝教授托人在上海古旧书店购买了叶天士《临证指南医案》、徐灵胎《徐氏医书十六种》、喻嘉言《医门法律》、张璐《张氏医通》等书籍，并订阅了《中医杂志》《上海中医杂志》《浙江中医杂志》，可谓是“读经典、做临床、跟名师”。当时传染病较多，如麻疹、流脑、乙脑、肠伤寒、痢疾等，李发枝教授在治疗时既用西药，也用中药。他常年住在卫生所，无节假日，无论寒暑或刮风下雨，夜间经常出诊，如是六年（马老于 1968 年病逝），诊治病种为豫西农村常见病、多发病，同时也学到了中药及其炮制知识。其后，他又跟杨诒方先生之弟杨诒直先生（中华人民共和国成立前为私塾教师）学习古文及书法，获赠中华人民共和国成立前出版的《中华字典》和《辞源》各一部，又购买了《古文观止》《中华活页文选》等，使自己的古文基础有了进一步提高。后又拜本县新城村名中医郭子谦先生（其父为晚清秀才）为师，郭先生诊病注重脉象，对《皇汉医学丛书》颇有研究。1972 年，李发枝教授到河南中医学院在禹县设立的中医门诊部进修一年，先后跟随王昆山、王现图、李修武、陈阳春、谢畅怀等名师侍诊，对诸位老师的临床经验多能心领神会。在此前后，当时在偃师的董义光教授（后为河南医学院诊断教研室主任）利用业余时间为李发枝教授讲授《病理学》《诊断学》《内科学》等西医学知识，并经常到卫生所参与疑难病症的诊治。

1974 年，李发枝教授被调至本县城关医院，继续从事中医临床工作，食宿均在医院，白天看病，晚上看书学习。1977 ～ 1978 年，应偃师县卫生局之邀，他在偃师卫校当兼职教师，讲授《中医基础》和《中医内科学》，无课时仍在城关医院上班。1979 年，李发枝教授参加河南省卫生厅组织的考试，取得中医师资格，并以优异成绩于当年 9 月选拔至河南中医学院（现河南中医药大学），被分配至金匮教研室任教。到教研室之后，他一方面去听王现图老师（教研室负责人）及其他老师所讲的《金匮要略》课程，另一方面翻阅有关资料备课写讲稿。一直到1981年3月，他参加在成都中医学院举办的全国第一届《金匮要略》师资班进修学习，去成都进修前已将《金匮要略讲义》的讲稿写了一遍，并带至成都，边学习边修改讲稿。1981年8月，李发枝教授进修结束后返校，9月开始讲课。当年教的是中医系1979级，共三个大班，李发枝教授教了其中一个大班。在讲课之余，李发枝教授经常到图书馆阅览各种中西医药类杂志（包括《国外医学中医中药分册》），以及哲学、气象医学等杂志，借阅了《脉经》《诸病源候论》《备急千金要方》《千金翼方》《外台秘要》《太平圣惠方》《圣济总录》等，以及西医学《内科学》《病理学》《药理学》。此外，李发枝教授在教研室时常给患者看病（以后定期到医院上班坐诊）。自1981年起，他每年都会根据授课对象的不同（如本科、专科、研究生等），将讲稿修改一遍，一方面把发现的（从杂志或古籍中）新见解、新认识补充到讲稿中。如《金匮要略·痰饮咳嗽病脉证并治》云："支饮胸满者，厚朴大黄汤主之。"五版教材在本条下云："本条论述支饮兼有腹满的证治。"并在选注中引用《金匮要略》对本条所注："支饮胸满之胸字当是腹字，若是胸字，无用承气之理，是传写之讹。"但《备急千金要方》云："夫酒客咳者，必致吐血。此坐久饮过度所致也，其脉虚者必冒。其人本有支饮在胸中也，支饮胸满，厚朴大黄汤主之。"药物、用法与《金匮要略》同，且在方后小注云"此本仲景伤寒论方"。说明厚朴大黄汤原本是治疗饮酒过多所致胸满吐血的方剂。他曾以该方治疗支气管扩张、肺癌等胸满或痛伴咯血者数例，对止血效果较好。另一方面，李发枝教授将临床实践的经验与教训也写进讲稿。如《金匮要略》云："淋家不可发汗，发汗则必便血。"这一条的"淋家"，是指经常出现尿频、尿急、尿痛的患者，多见于泌尿系感染，当其发病时往往会伴见"发热恶寒"等所谓的"表证"，此时的发热恶寒乃湿热郁遏三焦所致，故不能用辛温发汗之剂，否则就会使病情加重，并举具体病例说明之。李发枝教授讲课时，常能将理论与临床实践相结合，颇受同学们欢迎。

从医几十年来，除前述医著和杂志外，李发枝教授还先后购买并阅读了《三因极一病证方论》《严氏济生方》《东垣医集》《丹溪心法》《素问病机气宜保命集》《儒门事亲》《此事难知》《景岳全书》《世医得效方》《证治准绳》

《医宗金鉴》《万病回春》《医学心悟》《温热经纬》《吴鞠通医案》《王孟英医案》等古代医籍，以及近现代、国内外中医名著或医案，如张锡纯的《医学衷中参西录》，曹颖甫的《伤寒发微》《金匮发微》《经方实验录》，余无言的《金匮要略新义》《丁甘仁临证医集》《章次公医术经验集》《施今墨临床经验集》《孔伯华医集》《冉雪峰医案》《蒲辅周医案》《岳美中医学文集》《壶天散墨》《名老中医之路》《李可老中医急危重症疑难病经验专辑》《刘奉五临床妇科经验》《赵绍琴临证验案精选》，日本丹波元简等著的《伤寒论辑义》《伤寒论述义》《金匮玉函要略辑义》《金匮玉函要略述义》，大塚敬节著的《临床应用伤寒论解说》，矢数道明著的《临床应用汉方处方解说》《医学文摘：近十年来日本中医临床经验选（1971—1981）》等。

总之，李发枝教授讲授《金匮要略》数十年，在理论上参阅并研究了大量古典医籍，如前所述；在临床实践中则坚持实事求是，博采众长，不拘一格，无论经方、时方、单方、验方，只要对证且有效，就大胆应用于临床，如李发枝教授平时使用经方较多，但也常用李东垣和后世温病学派的处方，以及现代名医刘奉五、赵绍琴等老先生的处方等，逐步形成了辨病（包括中医的病和西医的病）与辨证相结合，以及方证相应的辨证方法，临床疗效逐步提高。2002 年，李发枝教授开始参与中医药防治艾滋病工作，2004 年任国家中医药管理局中医药防治艾滋病试点项目专家组成员及河南省专家组组长，每周二下午下乡诊治艾滋病（每次诊治 30 ～ 60 例患者），风雨无阻，无假日（春节休息半个月），持续十余年。通过长期临床实践，李发枝教授研制出益艾康胶囊。该药可明显改善艾滋病患者的临床症状和体征，提高免疫功能，降低或减少机会性感染发生率，降低或稳定病毒载量，提高患者生存质量，延缓发病时间，降低患者的发病率和病死率。李发枝教授还研制出有效治疗艾滋病慢性腹泻的泻痢康胶囊，并出版《李发枝治疗艾滋病经验集》一书。2008 年被确定为第四批全国老中医药专家学术经验继承工作指导老师，2012 年国家中医药管理局批准成立全国名老中医药专家李发枝传承工作室。

目　录

上篇　学术思想

下篇　跟师临证

上　篇

学术思想

第一章　李发枝方证、方病、八纲辨证结合学术思想

李发枝教授寻渊《黄帝内经》《难经》，法宗仲景，理尚东垣，方采诸家，从医近60年，形成了系统的方证相应、辨证与辨病相结合、重视饮食调护及宜忌等学术思想。其才思敏捷，善于创新；临证诊病，善抓主症，尤重舌诊、腹诊，细推病因，谨察病机；提倡方证辨证、方病辨证；用药轻重有度，缓急有序；用方博而不杂，约而不漏。

李发枝教授诊治疾病，强调方证辨证、方病辨证；同时又遵循八纲（阴阳表里虚实寒热）辨证理念，使方证辨证、方病辨证更加精准。譬如口腔溃疡，按照方证辨证，对于脾虚湿阻、湿热蕴结证，首选甘草泻心汤，一般来说能够十愈其九；但这是基于口腔溃疡大部分都属于“脾虚湿热”这一基本病机而实现的。也有用之无效的，李发枝教授则改用大黄黄连泻心汤加五倍子、薄荷治之，则收全功；其实这部分口腔溃疡的基本病机属于“心脾积热。”而方证辨证、方病辨证和单纯的八纲辨证最大不同就在于：前者临证，见证直接出方；后者临证，见证出法，立法后再依法组方。这实际上是思维训练的不同，前者更重视临床如何“辨识”方证病证，后者更重视推理病因病机。李发枝教授临证能够通过“抓主症”的方法迅速辨识方证，而应用经过千锤百炼的经方，必然收到临床“高”效。

兹将李发枝教授这种既遵循方证辨证、方病辨证，又遵循八纲辨证理念的新型辨证模式总结如下。

一、辨病证

李发枝教授认为，辨病与辨证都是认识疾病的过程。辨病是对疾病的辨析，以明确疾病诊断为目的，从而为治疗提供依据；辨证是对证候的辨析，以确定证候的原因、性质和病位为目的，从而根据证来确立治法，据法处方以治疗疾病。辨病与辨证都是以患者的临床表现为依据，区别在于一为确诊疾病，一为确立证候。

李发枝教授这里所说的辨病，既包括西医病名，也包括中医病名。他认为，中医学是以“辨证论治”为诊疗特点的，强调“证”的辨析和确立，然后根据“证”处方遣药，施以治疗。但中医学临床上从来就少不了“辨病论治”的方法，特别是在中医学理论体系构建之初，证的概念尚未从病中分化出来，当时就是以“病”作为辨析目的的，治疗也就依据病来进行，如《黄帝内经》十三方基本上是以病作为治疗靶点的。李发枝教授指出，中医学在注重辨证论治的同时，其实一直在运用辨病思维，如中医学对肺痨、肺痈、肠痈、湿疹、疟疾、麻疹、水痘、天花、蛔虫病等疾病的防治，也是基于辨病思维。因此，中医学的辨病思维与辨证思维是同时存在，交织在一起的。但由于中医学对病的认识仍停留在宏观水平上，缺乏对其细微机制的研究，没有从细胞和分子水平上认识疾病的病理机制，也不可能从细微结构的病理改变去认识其相应功能的失常，因而在西医学东渐之后，中医学的辨病思维受到了很大冲击，从原来的与辨证思维同时应用，并驾齐驱，到逐渐面临被淘汰的境地，而辨证思维是中医学所特有的，反映了中医学诊治疾病的特色，故得以迅速发展，成为中医学诊治疾病思维方法的主流。

李发枝教授认为，由于西医学疾病病名一般都有较明确的病因，其病理演变规律、临床表现特征及其预后转归也较为明晰；但中医治疗时又必须判断其属于中医学的某病证，然后再辨证施治。西医辨病的过程，实际上就是诊断疾病的过程，由于中医学对疾病的病理机制和确切病变部位的认识没有西医学那么深入和细致，现在诊断疾病一般不再使用中医学的宏观辨病思维，而使用西医学的微观分析方法。也就是通过视、触、叩、听来采集有关病变的资料，并进行相应的物理和生化检查，然后分析综合疾病有关的材料，依据患者的典型症状，参以各种检查，最后做出临床诊断。如果收集的资料还不能做出确切诊断，就要再行进一步检查，乃至运用治疗性诊断等方法，以确定诊断为诊病之目的。疾病的诊断确定后，就要根据不同的病名，采用不同的方法进行治疗。

李发枝教授明确指出，中医的“病证”虽然没有西医的“病”在病因、病理演变、预后等方面那样明确，但其临床表现也有一定特异性，如艾滋病合并空泡性脊髓病，其临床表现为下肢或四肢痿弱无力，应属于中医学“痿证”范畴，可按痿证辨证施治；艾滋病合并乙肝、丙肝、肝硬化，根据其不同临床表现，可属于中医学“胁痛”“黄疸”“鼓胀”等范畴，然后再按不同的病证进行辨证施治。

二、辨虚实

李发枝教授认为，虚实是邪正盛衰在临床证候上的反映，是辨别邪正盛衰的两个纲领。虚指正气不足，实指邪气盛实。虚证反映人体正气虚弱而邪气也不太盛。实证反映邪气太盛，而正气尚未虚衰，邪正相争剧烈。虚实辨证可以掌握患者邪正盛衰的情况，为治疗提供依据，实证宜攻，虚证宜补。只有辨证准确，才能攻补适宜，免犯虚虚实实之误，故《素问·通评虚实论》云：“邪气盛则实，精气夺则虚。”

李发枝教授指出，虚实当辨真假，并提出虚实真假的关键所在，古人多以脉象为根据，如张景岳云：“虚实之要，莫逃乎脉。如脉之真有力真有神者，方是真实证；似有力似有神者，便是假实证。”李士材主张以沉候分真假，兼察体质和证候的新久及治疗经过等。他说：“大概证既不足凭，当参之脉理；脉又不足凭，当取之沉候。彼假证发现，皆在表也，故浮取脉亦假焉；真证之隐伏，皆在里也，故沉候脉而脉可辨耳。脉辨已真，犹未敢恃，更察禀之厚薄，证之新久，医之误否，夫然后济以汤丸，可以十全。”杨乘六提出注意舌诊以分虚实之真假。他说：“证有真假凭诸脉，脉有真假凭诸舌。果系实证，则脉必洪大躁疾而重按有力；果系实火，则舌必干燥焦黄而敛束且坚牢也。

岂有重按全无脉者，而尚得谓之实证；满舌俱胖嫩者，而尚得谓之实火哉？”

李发枝教授特别指出，辨别真假虚实的要点如下：①脉象的有力无力，有神无神；浮候如何，沉候如何；尤以沉取之象为真象。②舌质的嫩胖与苍老，舌苔的厚腻与否。③语声的高亢与低怯。④患者体质的强弱，发病的原因，病的新久，以及治疗经过如何。⑤个别可疑症状或“独处藏奸”的症状。

李发枝教授临床尤重舌诊，他认为：舌象的变化能够较为客观地反映人体气血的盛衰、病位的深浅和病情的进退，《临症验舌法》一书对舌诊的临床意义做了全面概括：“内外杂证，无一不呈其形，著其色于舌。据舌以分虚实，而虚实不爽。据舌以分阴阳，而阴阳不谬。据舌以分脏腑，配主方，而脏腑不差，主方不误。”

李发枝教授认为，在临证中正确运用舌诊，注重观察舌质、舌苔的变化，对于准确判断证候的虚实多少，指导选方用药，提高临床疗效，发挥了重要作用。在临床中，虚实夹杂证非常常见，有实证中夹虚证，而以实证为主的；有虚证中夹实证，而以虚证为主的；也有虚实并重的。因此，要进一步辨别虚实的缓急多少，其决定着后续治疗是以攻邪为主，还是以补虚为主，或攻补兼施，这是临床进行辨证，从而指导处方用药的关键。在辨证时，既要认真询问，观察患者的病史和症状，更要细察舌质、舌苔，尤其是望舌质，对于诊察脏腑精气虚实盛衰，判断证候的虚实多少具有重要意义。如《笔花医镜》所云：“舌者心之窍，凡病俱现于舌，能辨其色，症自显然。”

李发枝教授经过大量临床实践，特别指出：一般而论，由于人类免疫缺陷病毒是以损伤人体正气为特性的邪气，故由人类免疫缺陷病毒直接感染所引起的病证多以正虚为主，但正虚又会产生痰饮水湿、气滞血瘀、化风化火等内生之邪。因此，人类免疫缺陷病毒感染直接引起的病证多虚实错杂，如原发性人类免疫缺陷病毒感染引起的无菌性脑膜炎、空泡性脊髓病、白质脑病等，均是以正虚为主，或虚实错杂。艾滋病合并机会性感染时，无论其病原体属病毒、细菌、真菌、原虫、寄生虫，其病因性质均可属于“六淫”（风、寒、暑、湿、燥、火）范畴，故所导致的病机多以邪实为主，同时“六淫”之邪又可损伤人体正气，故艾滋病机会性感染患者多以邪实为主，或虚实夹杂，如艾滋病单纯性疱疹、带状疱疹、顽固性腹泻等。

三、辨寒热

寒热是阴阳失调在疾病属性上的反映。由于患者禀赋不同，邪气的性质有别，故寒热属性在病变过程中会经常变化。

李发枝教授认为，辨寒热尤须重视辨寒热错杂和寒热真假。他指出，寒热错杂是指在同一患者身上，既有寒证，又有热证，寒热交错同时出现者。常见的寒热错杂有上热下寒、上寒下热、表寒里热、表热里寒等。

若患者在同一时间内，上部表现为热，下部表现为寒的证候，如既见胸中烦热、口臭、牙龈肿痛等上热证，同时又见腹痛喜暖喜按、大便溏泄之下寒证，此为上焦有热而中焦有寒的上热下寒证。若指患者在同一时间内，上部表现为寒，下部表现为热的证候，如既有胃脘冷痛、呕吐清涎之寒证，又同时出现尿少色黄、尿频尿痛之热证。此为胃中有寒、膀胱有热的上寒下热证。若患者素有内热，又外感风寒，或外寒入里化热而表寒未解的病证，则属于外寒里热证。由于里热所在部位不同，各类表寒里热的临床表现不尽一致。

李发枝教授指出，辨寒热还需重视辨外伤寒邪与内伤饮食之别。《内外伤辨惑论》指出："外伤寒邪之证，与饮食失节、劳役形质之病，及内伤饮食，俱有寒热，举世尽将内伤饮食失节、劳役不足之病，作外伤寒邪、表实有余之证，反泻其表，枉死者岂胜言哉！皆由不别其寒热耳。"

李发枝教授认为，艾滋病患者脾运不健，则湿邪内生，故脾气亏虚伴有内湿，《内外伤辨惑论》指出："其内伤饮食不节，或劳役所伤，亦有头痛、项强、腰痛，与太阳表证微有相似，余皆不同，论中辨之矣。内伤不足之病，表上无阳，不能禁风寒也，此则常常有之。"其又云："内伤不足之病，表上无阳，不能禁风寒也，此则常常有之；其躁热发于肾间者，间而有之，与外中寒邪略不相似。其恶风寒也，盖脾胃不足，荣气下流而乘肾肝，此痿厥气逆之渐也。若胃气平常，饮食入胃，其荣气上行，以舒于心肺，以滋养上焦之皮肤腠理之元气也；既下流，其心肺无有禀受，皮肤间无阳，失其荣卫之外护，故阳分皮毛之间虚弱，但见风见寒，或居阴寒处无日阳处，便恶之也，此常常有之，无间断者也。但避风寒及温暖处，或添衣盖，温养其皮肤，所恶风寒便不见矣。是热也，非表伤寒邪，皮毛间发热也，乃肾间受脾胃下流之湿气，闭塞其下，致阴火上冲，作蒸蒸而躁热，上彻头顶，旁彻皮毛，浑身躁热，作须待袒衣露居，近寒凉处即已，或热极而汗出而亦解。彼外伤恶寒发热，岂有汗出者乎？若得汗，则病愈矣。以此辨之，岂不如黑白之易见乎！”

李发枝教授特别指出，临证应注意真寒假热、真热假寒的辨别。如带状疱疹多以湿热为主，但清热利湿类药物用之过多，也可导致食欲不振、腹胀泄泻等寒湿证；又如治疗咳喘的小青龙汤证，若出现咳吐黄痰者，则为兼见化热；艾滋病合并盆腔炎，一般为湿热蕴结下焦，但有的患者会自觉小腹冰冷，此即为真热假寒；艾滋病口腔溃疡，若见舌红无苔，而便溏者，则多为真寒假热。

四、辨病位

病位是指病变表现的部位，包括表里、脏腑、气血等。辨病位是辨病证、辨虚实、辨寒热的继续与归纳。辨病位就是确定病证发生所在的部位。致病因素作用于人体而发病时，一般总是有一定的部位，如脏腑、经络、五官九窍、四肢百骸，以及气血津液等都可能成为病位。病位不仅要落实在脏腑等具体部位上，而且应该结合生理病理变化，来探求病位之所在，如心气虚证、脾阳虚证等，其中心气、脾阳均可理解为病位。另外，病证传变的层次也可视作病位，如表与里是病位，卫、气、营、血是病位等。

李发枝教授认为，辨病位在辨证中具有重要意义，因为病位不同，症状有异。李发枝教授强调，中医学的病位并非单指病变表现的具体位置，常用的定病位的方法有如下四种：①表里定位法，是病证横向传变的定位方法，在外感病证中运用广泛。六经病证中，三阳主表，少阳为半表半里，三阴主里；而卫气营血病证，病位由表入里顺序排列。②上下定位法，是病证纵向传变的定位方法，在六淫邪气致病和湿热温病证中运用。如风邪侵上，湿邪伤下；湿热温病证中有上、中、下三部位之不同。③气血定位法，是辨别病证在气、在血的定位方法，通常运用于杂病辨证中。一般新病入气，久病及血；病轻浅者位在气分，病深重者位在血分。④脏腑定位法，是辨别病证在不同脏腑部位的定位方法，此定位法涉及的范围较广。结合脏器与病因方面的关系定位，如风伤肝、火伤心、湿伤脾、燥伤肺、寒伤肾等。结合脏器与季节相应的关系定位，如春病位在肝、夏病位在心、长夏病位在脾、秋病位在肺、冬病位在肾等。结合脏腑所属经络循行路线定位，如肝之经脉绕阴器、抵少腹、布胁肋等，因此，上述部位的病证可定位在肝。结合五脏与五体、五志、五液等的关系定位，如肝开窍于目，在体为筋，其华在爪，在志为怒，在液为泪，故以上方面的病证变化可定位在肝。结合脏腑与体表局部的对应关系定位，如寸关尺脉分候脏腑等。结合脏腑各自生理特点和临床病理表现定位，如肺主气，肺病证表现有咳嗽、气喘、吐痰或咯血等，因此，见咳、痰、喘等可定位在肺。

如带状疱疹，虽然病变在表，但其病机却是肝胆湿热；艾滋病合并空泡性脊髓病，病变部位在脊髓，但其病机却是脾肺气虚兼湿热，或为肾精亏虚。总之，在辨证时，既要注意到病变的具体部位，也要按照中医学的整体观念，全面考虑。

五、辨方证

李发枝教授崇尚方证对应。所谓方证对应，又名方证相应、方证辨证等，一般认为是指方药与病证和病机之间存在着契合的对应关系。

李发枝教授认为，证是病机意义上的，是对疾病某一阶段的病理概括，包括病因、病位、病性和病势四个方面，具有时间和空间的特性，是一种具有多环节、多层次病理生理特征的时空模型，是疾病状态下机体阴阳、脏腑、气血紊乱的综合反应。

李发枝教授所谓方证对应中的“证”，并非是指“气血亏虚”“肝肾阴虚”等证候名词，而是指在明确“病”的基础上用方的“证据”。如恶风、汗出、脉浮缓是桂枝汤证的主症，咳嗽、咯血、低热、盗汗、脉细数为肺痨的主症。

前者可依据方证辨证快速、准确处方桂枝汤治疗；而后者还需结合兼症等再辨证，分为肺阴虚、肾阴虚、肺肾阴虚、气阴两虚、阴阳两虚等证型，进而确定治则治法选方用药。

李发枝教授认为，中医学是一门非常严谨规范的学科，其方药的使用均要有很严格的证据作为支撑。这种使用方药的证据，是古人对人体自身反复进行的大规模方药试验结果的提炼和升华。“有是证用是方，有是证用是药”，就是对这种严格契合关系的高度概括。宋代以来，中医学逐渐分化出不同的学术流派，但是一旦落实到临床治病，还是要用方用药，而用方指征不可能因为学术渊源的不同、历史的推进、空间的变移而发生变化，正如桂枝汤永远不可能用于麻黄汤证的治疗一样。明确了用方指征，就可以以不变应万变，正如徐灵胎所云：“盖方之治病有定，而病之变迁无定，知其一定之治，随其病之千变万化而应用不爽。此从流溯源之法，病无遁形矣。”并在临床上做到“随证治之”和“方证对应”，就会逐渐达到“从心所欲不逾矩”的境界。

李发枝教授认为，方证对应不是简单的方和临床症状的“对号入座”，而是涵盖了方与证、药与病情的严格对应，即寒、热、虚、实、表、里等的对应。方证对应中的“证”，不仅仅是一组症候群，还包括舌脉变化、体征特点、体质因素、环境因素、气候因素、发病因素、遗传因素、传播途径等中医基本理论指导下的各种辨证因素。尤其值得提出的是，李发枝教授常常把现代理化检查，乃至西医学的病作为方证对应的一部分，极大丰富了中医学中方证学说的内涵。如用半夏泻心汤治疗抗病毒药的消化道副作用，用甘草泻心汤治疗艾滋病合并复发性口腔溃疡，用清燥汤治疗人类免疫缺陷病毒所致空泡性脊髓病、脊髓炎及人类免疫缺陷病毒相关疾病，用专病制剂泻痢康治疗艾滋病相关性腹泻等。

第二章　李发枝治咳十法

随着自然和社会环境的变化，咳嗽的发病率逐渐上升，严重影响了人民健康。近年来对咳嗽的病因病机及治疗方法认识不断深入，丰富了咳嗽的证治内容。咳嗽之论肇始于《黄帝内经》，在仲景的《伤寒杂病论》中，已有很多章节条文述及，其理法方药自成体系，可见其对咳嗽的重视。咳嗽的病因并不局限于外感与内伤，环境因素及鼻、咽喉疾病亦可致咳嗽。李发枝教授治疗咳嗽以方证辨证为法，立足于《伤寒论》和《金匮要略》。李发枝教授认为，临床上以中药汤剂治疗咳嗽者，多由于失治、误治，或抗生素不合理应用，常迁延不愈者。咳嗽的治疗应分清虚实寒热。外感咳嗽多为实证，如风邪袭肺、风燥伤肺、风寒袭肺、痰热壅肺、外寒里热、外寒内饮等；内伤咳嗽多为邪实正虚，如肺脾气虚兼风寒袭肺、肺阴亏虚兼痰热壅肺、外寒内饮兼肾气亏虚等；常以止嗽散、麦门冬汤、半夏厚朴汤、小青龙汤、千金苇茎汤、麻杏石甘汤、桂苓五味姜辛夏仁、桂枝加厚朴杏子汤、定喘汤、小柴胡汤、御寒汤、甘草泻心汤等方加减治疗，常获显效。经过多年的临床实践，李发枝教授总结出治咳十法。

一、宣肺法

肺为娇脏，清虚之体，为五脏六腑之华盖，性喜宣通而恶堵塞。《素问·咳论》云："皮毛者，肺之合也，皮毛先受邪气，邪气以从其合也。"李发枝教授认为，咳嗽多由外感风寒之邪所致，邪从外来，当从外走，故宣肺法是治疗咳嗽的首要法则。若初感风寒，则用三拗汤，或随症加入生姜、款冬花等；风寒重者加桂枝；流清涕者加辛夷花。若感受风寒，入里化热，则用麻杏石甘汤加前胡、款冬花、桔梗等；咽痒痰白者可合二陈汤。总之，此法重在一个“宣”字，倡导“开门逐寇”，使风寒之邪从外而解，则咳嗽亦愈；即使有化热之象，若仅见舌红者，加生石膏、前胡、桔梗等品可也，不可滥用凉遏之品，以免闭门留寇。

二、升降法

对于咳嗽伴见咽红、咽痛、发热等症，一般常谓之“热”。李发枝教授遵《素问》经旨，认为咳嗽病因不外“受凉”“饮冷”两端。所谓“风热”，实际是患者素体体质偏热，则外感风寒随体质迅速化热所致。故对于此证，最忌见热治热，寒凉冰伏，仍须宣降肺气，李发枝教授常用升降散加减治疗，故名升降法。常用药：僵蚕、蝉蜕、前胡、桔梗、浙贝母、牛蒡子、金银花、紫苏叶、苦杏仁、甘草等。若黄痰者加冬瓜仁，发热者重用柴胡，咽痛甚者加射干、玄参，气分热盛者加知母、生石膏，邪恋少阳者加柴胡、黄芩、半夏，肺热重者加桑白皮、黄芩、鱼腥草。总之，此法重在气机的升降，僵蚕、蝉蜕、前胡、桔梗之升与诸清热降气之品之降不可偏废。此证最易误治，市售所谓清热祛火之中成药，多着眼于清热而少于宣散，常常使病邪入里不得透达，导致咳嗽迁延不愈。

三、御寒法

《素问·六节藏象论》说：“肺者，气之本。”《素问·至真要大论》说：“诸气膹郁，皆属于肺。”指出了“肺主气”的两层含义，即气的生成和气的宣降都离不开肺。若人平常肺气不足，无力宣发，则见怕冷、出汗、容易感冒等，是肺不能宣散卫气、卫气不固的表现。若此类人感受风寒，出现咳嗽，病多缠绵，虽汗出而风寒之邪不易解，久则邪气入里化热，迁延难愈。李发枝教授治以益气解表兼清里热之法，习用李东垣之御寒汤加减，每获良效，故称为御寒法。常用药：黄芪、苍术、羌活、白芷、防风、升麻、黄柏、黄连、陈皮、款冬花、甘草等。若鼻流清涕者加辛夷花，白痰多者加半夏，黄痰者加冬瓜仁，兼喘者加白果，低热者加柴胡，淋巴结肿大者加僵蚕、桔梗、金银花、浙贝母。此证最忌用清热解毒类药物。此法运用还有一个重要特点：若咳嗽失于宣降而误用寒凉冰遏，引邪入里，致邪气不得外越，久而化热之证，用本法可以纠误。所用药物看似平淡无奇，若运用得当，常能立起沉疴。

四、清泄法

临证常见一类咳嗽伴有鼻塞、流黄脓涕、不辨香臭、前额痛等症，中医学称之为“鼻渊”。李发枝教授认为，胆热上移于脑时，其热常经颏犯鼻，正如《素问·气厥论》云：“胆移热于脑，则辛颏鼻渊。鼻渊者，浊涕下不止也。”《灵枢·脉度》说：“肺气通于鼻，肺和则鼻能闻香臭矣。”此证当胆肺同治，法宜清泄胆肺之热。常用药：谷精草、木贼、青葙子、辛夷花、僵蚕、蝉蜕、前胡、桔梗、黄芩、苦杏仁、甘草等。若咳甚者加款冬花，黄痰者加冬瓜仁，兼喘者加麻黄、白果，发热者重用柴胡，气分热重者合麻杏石甘汤，前额痛者加羌活、白芷、生石青，肺热甚者加蒲公英、白芍、鱼腥草，眼屎多者加霜桑叶、菊花。李发枝教授临床治愈此证甚多，倘若只取平常清肺化痰之法而忽视对鼻的治疗，则病愈无期或反复发作。此方李发枝教授称之为“谷精草合剂”，方中谷精草、木贼、青葙子、辛夷花四味，加之升降散僵蚕、蝉蜕，轻清灵透之药也，能直泄胆腑之热，实为治鼻渊证属肝胆郁热之妙品，值得玩味。

五、祛风法

本法主要用于风邪犯肺之咳嗽，或外感风寒，寒不太甚，没有寒热表证，亦无周身疼痛，临证常见：咽痒，咳嗽，或咽一痒就想咳，无痰或有少量白痰，舌正常或偏淡，脉浮。李发枝教授治以祛风宣肺、止咳化痰之法，故名祛风法。常用自拟方加味止嗽散，处方：荆芥、防风、白前、前胡、紫菀、款冬花、百部、陈皮、桔梗、甘草。临床常用于感冒后迁延咳嗽，此类患者体质不强不弱，感邪亦不重。李发枝教授一般不用加减法，偶有肺热者加知母、浙贝母。若辨证准确，则效如桴鼓。李发枝教授常说，肺主一身之气，咳嗽之病，或失于宣，或失于降。若气升多，则多用降法；若气降多，则多用升法。李发枝教授认为《医学心悟》止嗽散“降”多“升”少，故自拟“加味止嗽散”，以宣降平衡。认为本证气之寒热、郁逆相当，故治法当以平为期，即祛风而不过表，下气而不过降，真良法也。

六、化饮法

有一类患者，素有咳嗽之疾，即西医学所说之慢性支气管炎，又感受了风寒之邪，出现咳嗽、咳痰清稀、无汗出、恶风寒、时有清涕或仅鼻塞。中医学认为属外感风寒，内有寒饮，治当宣肺化饮。李发枝教授选用《金匮要略》之小青龙汤加减，处方：麻黄、桂枝、白芍、干姜、半夏、细辛、五味子、款冬花、甘草等。若舌不淡或正常，加生石膏；若舌红或有黄痰，加黄芩、冬瓜仁；若外寒已除，去麻黄；若服后心慌或失眠者，去麻黄，加紫苏叶。本法应用重在化饮，故名化饮法。李发枝教授云：仲圣有言“病痰饮者，当以温药和之”，小青龙汤用麻黄、桂枝解散风寒，用干姜、细辛、五味子化除寒饮，互相配合，有散有收。但临床上单纯的寒饮不多，多有热化之变，随症加入生石膏、黄芩、冬瓜仁等品，常应手取效。不知者但见方中干姜、细辛与黄芩、石膏配伍，却难悟其中妙处。

七、理气法

咳嗽伴见胸闷、气短、善太息、咳痰不爽，或闻及刺激性气味，即胸闷、咳嗽不止，无寒热之象，亦无身体疼痛，舌正红或略淡，脉弦细。针对此证，李发枝教授认为，本证属气滞胸膺，当理气、利气，兼以化痰为法，常用药：紫苏叶、半夏、厚朴、茯苓、木香、陈皮、款冬花、大腹皮、鬼箭羽、前胡、浙贝母、甘草、生姜等。肺气不降者加苦杏仁、紫菀；有少阳证者加柴胡、黄芩；有寒饮者加干姜、细辛、五味子；痰多者加紫苏子、莱菔子；黄痰者加冬瓜仁；肺转移瘤者，加生薏苡仁、三棱、莪术；腹痛者加白芍。本方由半夏厚朴汤加味化裁而成，半夏厚朴汤方出自《金匮要略》，原治“妇人咽中如有炙脔”。宋代《太平惠民和剂局方》又称为“四七汤”，主治“七情之气结成痰涎，状如破絮，或如梅核，在咽喉之间，咯不出，咽不下，此七气所为也。或中脘痞满，气不舒快，或痰涎壅盛，上气喘急，或因痰饮中结，呕逆恶心，并宜服之”。本方实为治气之利品，李发枝教授善用此法治疗某些变异性咳嗽，确能豁然而愈，康复如常。

八、健脾法

脾与肺，即土与金，是五行中的母子关系，培土可以生金。中医学又有“脾为生痰之源，肺为贮痰之器”的说法。临证常见一类咳嗽，久咳不已，咳痰不断，纳差食少，或腹胀、不想饮食，舌淡，苔白。李发枝教授认为，此证乃属久咳，子盗母气，脾气亏虚，痰湿不除所致。此时纯用二陈汤除痰则罔效，当须益气健脾，才是从根本上治痰，这与脾旺湿自消之理相同。《素问·咳论》所载之“三焦咳”与本证非常类似，其云：“久咳不已，则三焦受之，三焦咳状，咳而腹满，不欲饮食。”李发枝教授治此证常选六君子汤或香砂六君子汤加减，处方：党参、白术、茯苓、陈皮、半夏、木香、砂仁、款冬花、前胡、桔梗、甘草等。方中党参、白术健脾益气，脾之健运水湿之力增强；二陈汤化痰祛痰；木香通调三焦之气，可升可降，更能醒脾，振奋脾气；砂仁温胃行气，故能健胃，与木香合用则除胀满，振食欲，增强脾之功能。总之，为医者须有仁心妙手，方能灵活化裁，使病渐入坦途。

九、泻心法

还有一类咳嗽，患者体质非常特殊，原来就有痰饮，又感受了风寒，却经苦寒之药误下而成寒热错杂之体。李发枝教授认为，这类患者有一个非常显著的共同特点，就是很容易患口腔溃疡，甚至反复不愈，或愈后不久又发。临证常见：咳嗽、声嘶、喉咙痛、痰少，或有口腔溃疡，表证不明显。李发枝教授治疗此证常用甘草泻心汤加味，故此法名为泻心法。常用药：半夏、黄芩、黄连、干姜、党参、生甘草、款冬花等。发热加柴胡，痰黄加冬瓜仁，声哑加木蝴蝶，表有寒者加荆芥、防风，便溏者加砂仁或白豆蔻，皮肤痒者加地肤子，气滞者加泽泻。此类特殊咳嗽，舍此则几乎都无法奏效。方开毕事尚未完，李发枝教授必耐心告诫患者，千万不要吃生冷之品或蜂蜜等物来“润喉生津”，若此，则病必不除。原因在于生冷黏滑之品助湿生痰，不可能起到清凉润肺功效，反而误事，致咳嗽迁延不愈。

十、消痈法

肺系疾病如支气管肺癌、支气管扩张、肺纤维化等，常常合并肺部感染，症见：咳嗽，咳吐黄脓痰，或黄绿色脓痰，胸闷胸痛，气短，肌肤甲错，或伴发热、咯血等。这类咳嗽一般采取抗生素治疗，但经反复应用抗生素治疗疗效不好的患者，又往往转而求治于中医。李发枝教授治疗这类咳嗽时，多结合其原发病整体考虑，认为多属中医学之肺痈，当拟清肺消痈、逐瘀排脓之法，故名消痈法。基本方：苇茎、冬瓜仁、桃仁、生薏苡仁。本型加减变化较为复杂，李发枝教授根据病、证、症三者之变化，综合辨证论治。痰气滞胸者合半夏厚朴汤，肺气上逆者合葶苈大枣泻肺汤，痰多难去者合三子养亲汤，肺热者合泻白散加黄芩、蒲公英、鱼腥草，肺阴虚者合清燥救肺汤或沙参麦冬汤，发热者合小柴胡汤重用柴胡，心下痞者合半夏泻心汤，咯血者合柏叶汤、大黄黄连泻心汤，下肢水肿者合防己黄芪汤，周身浮肿者合参苓白术散，胸腔血肿者合透脓散。总之，本法名为消痈法，其实一法之中又有数法。李发枝教授临证或一法独用，或两法合用，或数法并用，灵活机变，全凭乎证，证变则法变，法变则方异。

下　篇

跟师临证

第三章　甘草泻心汤证

甘草泻心汤出自《伤寒论》和《金匮要略》，两处的条文不完全一样。《伤寒论》原文云："伤寒中风，医反下之，其人下利日数十行，谷不化，腹中雷鸣，心下痞硬而满，干呕，心烦不得安。医见心下痞，谓病不尽，复下之，其痞益甚，此非结热，但以胃中虚，客气上逆，故使硬也，甘草泻心汤主之。"《伤寒论》中甘草泻心汤又名伊尹甘草泻心汤〔出自《证治准绳·类方》，组成：甘草12g（炙），黄芩9g，干姜9g，半夏9g（洗），大枣12枚（擘），黄连3g。功效为益气和胃，消痞止呕；主治伤寒中风，医反下之，以致胃气虚弱，其人下利日数十行，完谷不化，腹中雷鸣，心下痞硬而满，干呕，心烦不得安〕。《金匮要略·百合狐惑阴阳毒病脉证治》原文云："狐惑之为病，状如伤寒，默默欲眠，目不得闭，卧起不安，蚀于喉为惑，蚀于阴为狐，不欲饮食，恶闻食臭，其面目乍赤、乍黑、乍白，蚀于上部则声喝（一作嗄），甘草泻心汤主之。"其病机为湿热邪毒内蕴。据《诸病源候论》云："夫狐惑二病者……皆湿毒气所为也。"总的来说，以湿为主，也有热，治疗方法可归纳为：燥湿清热解毒。李发枝教授所用为《金匮要略》之甘草泻心汤。

李发枝教授在长期的教学与临床实践中，对《金匮要略》中甘草泻心汤治疗狐惑病的认识、临床加减运用及理论研究日趋成熟。截至目前，运用甘草泻心汤所治疗的病证涵盖了全身各个系统，尤其是免疫系统。本节以白塞综合征（或病）开头，以论述狐惑病条文为主线，详述其在全身各个系统不同时期、不同阶段的表现及治疗，而后介绍甘草泻心汤在治疗强直性脊柱炎、口疮、多寐、痞满的临证经验与加减运用。需要强调的是，在介绍白塞综合征时，也会联系到其他疾病，所以说本节的五个疾病，每一个病可以是一个单独的病，也可以是甘草泻心汤证中的一个症状，而且是非常重要的症状。比如“口疮”，在脾虚有湿也有热、湿热蕴结的总病机下，在甘草泻心汤证症候群中（消化系统的痞满、外阴溃疡、结节性红斑、脱发、大便干结或溏泄、毛囊炎、痤疮、关节疼痛、舌淡、苔薄白、脉弦滑等），它又是具有决定性的症状，可以在甘草泻心汤证上“但见一‘症’便是”。

甘草泻心汤所治疗的疾病，属于发病之初，兼证较少，未经失治误治者，方证对应，立竿见影。由于湿热胶着、缠绵难愈，对于病程长，或经失治误治者，尤其是免疫系统疾病，疗效肯定，经过一段时间的治疗可以消除症状，维持正常状态，对这类疾病治疗时间长，容易反复与复发，不管是医者或是患者，都要有充分的思想准备，不可急于求成。

还有重要的一点，那就是李氏特色医嘱。此证患者，不管是何病，其总病机都是脾虚有湿，湿热蕴结。李发枝教授对每一个患者都要交代，饮食禁忌为水果、蜂蜜、白糖、辣椒、羊肉（以上一口也不能吃）。90% 的患者初诊时对此医嘱都很惊讶，表示不理解，但实践证明，遵从医嘱者疾病就好得快或不复发，不听者疾病就不见好或复发。这个问题在下面各病时再予以详述。

第一节　狐惑病（白塞综合征）

眼、口、生殖器综合征，称“白塞综合征”，在我国并不少见。汉代张仲景《金匮要略·百合狐惑阴阳毒病脉证治》中对此即有描述，并称它为狐惑病，并附治疗方案。1937 年，由土耳其皮肤病学家报告二例，把有口腔、生殖器溃疡和眼虹膜炎的疾患，称为“三联复合征”，后人称为白塞综合征。此后，越来越引起医学家的重视，并逐渐地认识到除了上述眼、口、生殖器的临床表现外，还可伴随皮肤、关节、心血管、中枢神经系统、网状内皮系统等疾患。有些学者提出，本病合并有中枢神经系统症状者，称为神经型白塞综合征；伴有肠道病变者，称为肠道型白塞综合征。国内文献对本病的报道首先见于 1957 年。《上海中医药杂志》1981 年第 12 期的《狐惑病的 X 线表现和对它的认识》一文中报道：根据国外 Chajek 等于 1975 年报告的 41 例白塞综合征和我们所见到的 36 例眼、口、生殖器综合征，将其主要症状与狐惑病的症状做一对比，得出“眼、口、生殖器综合征其症状与狐惑病的症状基本吻合”的结论。从临床表现等方面证明，张仲景所称的狐惑病与白塞综合征指的是同一个疾病。历史证明，张仲景是提出本病为独立性疾病，且命名为狐惑病，又提出了治疗方案的第一位医学家，他的发现比西方医学家早了 1700 多年。

【辨治思路】

李发枝教授对于《金匮要略》狐惑病条文的理解有其独到之处，代表了他对该病理论和治疗方面的继承与突破。所谓“状如伤寒”，是指白塞综合征有“恶寒”“发热”“体痛”的症状，即在急性发作期可为高热；慢性期则或发热或不发热。白塞综合征有肌肉或关节痛、关节损害等表现（占 65.0%）；所谓“蚀于喉及上部”，是指白塞综合征大都有咽喉或口腔溃疡、口腔黏膜损害（占 99.0%）；所谓“蚀于下部”，是指前后二阴溃疡（占 73.6%）；所谓“不欲饮食，恶闻食臭”，是指消化道黏膜损害（占 68.9%）；所谓“面目乍赤、乍黑、乍白”，是指结节性红斑、痤疮、毛囊炎样皮疹、色素沉着（占 96.8%）和结膜炎、巩膜炎、虹膜睫状体炎（占 43.0%）；所谓“默默欲眠，目不得闭，卧起不安”，是指嗜睡、失眠等精神神经系统症状（占 10.0%）。他反复强调，从前面的原条文来看，每一句话、每一个症状都有非常重要的临床意义，条文中所描述的症状是应用经方的重要指征。

李发枝教授除了在原文的理解上思辨独到，在甘草泻心汤的用量上也有独到之处。半夏一般用 20 ～ 30g，黄芩 10g，黄连 3g，干姜 12g，党参 15g，甘草 20g。他曾尝试用生半夏，实践证明用生半夏比清半夏、姜半夏效果更好。在用生半夏时，要给患者交代一般情况下煎煮 40 分钟以上，通过煎煮半夏的毒性就破坏了。对于甘草则强调要用内蒙古所产的甘草。

李发枝教授运用甘草泻心汤加减变化如下：①发热加柴胡 30 ～ 60g，最少 30g。②关节痛（类风湿关节炎）合《金匮要略》防己黄芪汤，如果有寒象，包括关节痛得厉害，关节部位尤其恶风、恶寒，即关节疼的部位感觉到凉和怕风、怕凉，加制附子 12 ～ 15g（从小剂量用起），重的可用到 30g。③结节性红斑合麻黄杏仁薏苡甘草汤，红、肿、疼痛加荆芥、防风，重加黄柏。④痤疮或毛囊炎样皮疹：偏于肺热用《医宗金鉴》枇杷清肺饮，而大多数属甘草泻心汤证，用甘草泻心汤加荆芥、防风。⑤前阴溃烂加苦参 15g。⑥虹膜睫状体炎，最常见的是白眼珠红的结膜炎，合当归赤小豆散。

【典型医案】

病例　谢某，女，23 岁，2013 年 11 月 1 日初诊。

[主诉] 反复口腔溃疡，伴见前阴溃疡 3 年。

[病史] 患者 3 年前经西医确诊为白塞综合征，服用激素，身困乏力，不想再服用激素，复发性口腔溃疡病史，结节红斑病史，月经可。今为求中医治疗，遂来我处就诊。

[现症] 前阴溃疡，口腔溃疡，身困乏力，舌淡红，脉弦细。

问题

（1）本病有何辨证要点？

（2）本病病因是什么？

（3）狐惑病与脾虚的关系是什么？

（4）西药治疗本病的局限是什么？

[治疗过程]

2013 年 11 月 1 日初诊：中医诊断为狐惑病（湿热证），西医诊断为白塞综合征。处方：清半夏 20g，黄芩 10g，黄连 3g，干姜 12g，生晒参 12g，苦参 15g，土茯苓 30g，甘草 20g，15 剂，水煎服，日 1 剂，每日分两次服用。嘱其不食甜食、水果及辛辣食物。

11 月 20 日二诊：服药后患者症状同前，另结节性红斑发作。处方：清半夏 20g，黄芩 10g，黄连 3g，干姜 12g，生晒参 12g，苦参 15g，荆芥 10g，防风 10g，黄芪 60g，白术 15g，防己 20g，制附子 12g，土茯苓 30g，甘草 30g，大枣 5 枚为引，20 剂，久煎（1 小时以上）。

12 月 10 日三诊：服药后患者前症均减，另关节不适，月经不调。处方：清半夏 20g，黄芩 10g，黄连 3g，干姜 12g，生晒参 12g，黄芪 60g，白术 15g，防己 20g，制附子 12g，桂枝 15g，当归 15g，甘草 30g，大枣 5 枚为引，30 剂，日 1 剂，久煎（1 小时以上）。

2014 年 3 月 4 日四诊：患者口腔溃疡及前阴溃疡仍发作，又服沙利度胺片后症减，结节性红斑未再发作。患者月经量少，经前后背痛，双目红肿不适。处方：清半夏 30g，黄芩 10g，黄连 3g，干姜 12g，党参 15g，黄芪 60g，白术 15g，防己 20g，制川乌 20g，土茯苓 30g，当归 15g，赤小豆 30g，甘草 30g，大枣 5 枚为引，45 剂，久煎（1 小时以上）。

问题

（5）李发枝教授对甘草泻心汤的运用，如何体现辨病与辨证相结合的思路？

（6）如何理解处方配伍？

（7）如何理解一诊中所嘱忌口食物？

（8）二诊中为何又合防己黄芪汤，并加制附子？

（9）四诊中为何又合赤小豆当归散？

【问题解析】

病例

（1）复发性口腔溃疡，前阴溃疡，身困乏力，结节性红斑病史，关节不适症状等。

（2）狐惑病由湿热内蕴所致，涉脾胃肝经，口咽为脾胃之门户，肝经之所系；魄门直通胃肠，肝之经脉绕阴器而过，故湿热邪毒，随经下注，则可见前后阴蚀烂；火毒随经上蒸，可见口干咽燥。

（3）脾虚、湿热蕴结是狐惑病发生的根源。脾土不健，运化失司，水湿内停，湿郁不解则化热，致湿热蕴结。

（4）本病的西医治疗多选用糖皮质激素、免疫抑制剂、抗结核药物、非甾体抗炎药等，长期应用这些药物副作用较大，如糖皮质激素可引起浮肿、低血钾、高血压，诱发或加重感染，免疫抑制剂可引起骨髓抑制和肝肾功能损害，非甾体抗炎药可引起消化性溃疡、小肠黏膜损伤等。且本病易反复发作，患者多难坚持服药。

（5）本病虽临床表现复杂，急性发作期一般呈阳证、热证、实证，但最多见的是慢性发作，寒热错杂，虚实并见。本病湿热火毒上攻，则口、舌、咽喉肿痛、溃烂，目赤、畏光流泪；下注则外阴溃疡，白带黄稠；毒邪发作，外侵皮肤，则皮肤红斑结节；若伤及肌肤之血络，则皮肤溃烂，红斑缠绵不已；若流注于关节，闭阻经络，则关节肿胀灼热；毒邪蕴积日久，由经络及脏腑，则出现相应的脏腑损伤。本病无论急性或慢性，其病机皆有湿热内蕴。李发枝教授辨治本病，遵循辨病与辨证相结合的方证辨证思维，紧紧围绕本病脾土虚弱、湿热内蕴的主要病机，以甘草泻心汤为主方治疗，经多年临床验证，疗效颇佳。

（6）李发枝教授治疗本病，多选用甘草泻心汤为主方。其中甘草作为君药，正如李东垣所云："甘草气薄味厚可升可降，阴中之阳也，阳不足者补之以甘，甘温能除大热，故生用则气平，补脾胃不足，而大泻心火，炙之则温，补三焦元气。"本方君甘草以和中护胃，胃气和则其交通心肾的枢纽作用得以体现，心肾水火既济，从而间接起到泻心火的作用；黄芩、黄连协甘草泻心火，燥湿清热；人参益气养心安神；大枣、干姜协甘草益气健脾温胃；半夏辛温燥湿，且辛能伏虫，共奏温阳益气、燥湿清热之效。

（7）一诊中所嘱寒凉、甜腻、辛辣之物，恰恰是狐惑病的重要致病因素，对这些食物的偏嗜，所造成的脾胃损伤，进而湿热内蕴，加之体质因素的影响，即成为狐惑病的发病原因。因此，李发枝教授在临证中一再强调忌口的重要性，就是要将发病之诱因杜绝在外。

（8）在本病的辨证体系中，李发枝教授合用防己黄芪汤的作用，在于本病合并的关节不适症状。若急性期发热、关节红肿疼痛，往往合用防己地黄汤加减。

（9）赤小豆当归散清热利湿，行瘀排脓，退肿生肌，缓急止痛。甘草泻心汤合用赤小豆当归散，可使湿热毒邪从小便而去，给邪气以出路。另当归配黄连，能缓解白塞综合征之眼部病损。

【学习小结】

李发枝教授临证以甘草泻心汤为主治疗狐惑病收到较好疗效，因狐惑病表现复杂多样，故在甘草泻心汤基础上多有加减，除了《金匮要略》提到的苦参汤、赤小豆当归散以外，还摸索了很多有效方药针对相关并发症，如合防己黄芪汤针对关节损害，合麻杏苡甘汤针对结节性红斑，加荆芥、防风针对皮疹等，临床屡试不爽，实为难得的宝贵经验。

【课后拓展】

1. 阅读理解《金匮要略》《诸病源候论》有关狐惑病的论述，从而学习病案中问诊之辨证要点。

2. 结合西医学对本病的认识、研究和进展，试从辨病施治的角度，进一步理解甘草泻心汤治疗狐惑病的辨治思路。

3. 通过对本病的学习，写出学习心悟。

4. 参考阅读：

（1）何远征 . 李发枝教授运用甘草泻心汤经验［J］. 河南中医，2009，29（8）：740–741.

（2）刘景超，李莹莹，蒋宁 . 李发枝教授运用经方治疗白塞综合征的经验［J］. 中医学报，2013，178（28）：354–355.

（3）湖北中医药大学 . 金匮要略释义［M］. 上海：上海科学技术出版社，2013.

第二节　痹证（强直性脊柱炎）

痹证是指人体机表、经络因感受风、寒、湿、热等邪引起的以肢体关节及肌肉酸痛、麻木、重着、屈伸不利，甚或关节肿大灼热等为主症的一类病证。古代痹证的概念比较广泛，包括内脏痹和肢体痹。本节所讨论的痹证，主要是指西医学的强直性脊柱炎。

强直性脊柱炎（AS）是以骶髂关节和脊柱附着点炎症为主要症状的疾病，与 HLA-B27 呈强关联。某些微生物（如克雷白杆菌）与易感者自身组织具有共同抗原，可引发异常免疫应答，是以四肢大关节和椎间盘纤维环及其附近结缔组织纤维化和骨化，以及关节强直为病变特点的慢性炎性疾病。

【辨治思路】

临床所见强直性脊柱炎，西药一般可缓解症状。李发枝教授认为，强直性脊柱炎属于免疫性疾病，中医诊断为狐惑病的“强直性脊柱炎”，与其他类型的强直性脊柱炎具有不同特点。首先，发病以髋、膝关节疼痛为主，实验室检查有符合强直性脊柱炎的表现：B27 阳性，C- 反应蛋白增高；并伴有复发性口腔溃疡，口腔溃疡是诊断甘草泻心汤证的一个必需症状，用甘草泻心汤合防己黄芪汤加减治疗甘草泻心汤证的强直性脊柱炎，临证疼痛重者常加乌头、桂枝、芍药、细辛等。

需要强调的是，西医学的强直性脊柱炎不仅只有甘草泻心汤这一个证，临床还有其他证型，本节不再赘述。

【典型医案】

病例　刘某，男，42 岁，2015 年 5 月 12 日初诊。

［主诉］间断颈背及腰膝关节疼痛 9 年。

［病史］患者因颈背腰膝关节疼痛，于 2015 年 4 月 21 日在夏邑县人民医

院查B27（+），2012年4月25日在佛山市中医院查X线示：腰椎诸椎体及双侧骶髂关节强直性脊柱炎。

［现症］颈背及腰膝关节疼痛，经常咽痛，曾有复发性口腔溃疡，舌淡，苔薄滑，脉沉弦。

问题

（1）强直性脊柱炎的临床特点有哪些？为什么李发枝教授按中医痹证进行诊治？

（2）《金匮要略》治疗痹证的方剂有哪些？

（3）本例曾有复发性口腔溃疡病史，如何抓住这一临床特征，运用辨病思维进行辨治？

（4）本例患者应该如何选方加减？

［治疗过程］

2015年5月12日初诊：处方：清半夏30g，黄芩10g，黄连3g，干姜12g，黄芪60g，炒苍术30g，防己20g，制川乌20g，桂枝20g，炒杜仲12g，细辛3g，白芍15g，甘草20g，久煎（1小时以上），大枣5枚为引，14剂，水煎服，日1剂，每日分两次服用。

5月29日二诊：服上方后诸症减轻，处方：清半夏30g，黄芩10g，黄连3g，干姜12g，黄芪60g，白术15g，防己30g，制川乌30g，桂枝30g，当归15g，土茯苓30g，薏苡仁30g，甘草20g，黄柏10g，久煎（1小时以上），大枣5枚为引，14剂，水煎服，日1剂，每日分两次服用。

6月17日三诊：服药后前症减轻，再服上方加白芍12g，生姜、大枣为引，30剂，水煎服，日1剂，每日分两次服用。

9月11日四诊：服上方后诸症减轻，处方：清半夏20g，黄芩10g，黄连3g，干姜12g，黄芪60g，白术15g，防己20g，制川乌30g，桂枝30g，当归12g，薏苡仁30g，甘草20g，黄柏10g，葛根20g，炒杜仲12g，白芍12g，久煎（1小时以上），生姜、大枣为引，30剂，水煎服，日1剂，每日分两次服用。

问题

（5）处方中选用的主方是什么？如何合方配伍？

（6）二诊中为何加薏苡仁、黄柏？

（7）半夏和川乌同用，张仲景有无先例？

【问题解析】

病例

（1）早期强直性脊柱炎的临床特点有以下几个方面：①下背部或腰骶部疼痛。②早晨起床时腰脊发僵，活动不利，称之晨僵。③上升性疼痛，即自骶部向上蔓延疼痛。④游走性胸痛。⑤足跟痛。⑥非对称性外周（肢体）关节炎。⑦脊柱活动受限，甚至部分僵直。⑧全身疲乏、气短、乏力。⑨视力减退或有虹膜炎。

李发枝教授临床按痹证治疗强直性脊柱炎，来源于历代中医文献对痹证的认识过程：痹证在中医文献中名称较多，或以病因，或以症状，或病因与症状结合命名，如风痹、寒痹、风湿、行痹、痛痹、着痹、历节、白虎历节、痛风等。《黄帝内经》最早提出痹证一名，说："所谓痹者，各以其时重感于风寒湿之气也。"隋代《诸病源候论》对痹证的病因提出了："由血气虚，则受风湿，而成此病。"唐代孙思邈《备急千金要方》已认识到有些痹证后期可引起骨节变形。《丹溪心法》提出了"风湿与痰饮流注经络而痛"的观点。明清时期，痹证理论有了较大发展。《医门法律》对痹证日久，主张治疗应"先养血气"。痹证久病入络在这一时期受到重视。李发枝教授指出，痹证的内涵随时代变迁而不断丰富，其病因由最初的"外邪说"，逐渐向"内伤说"演变。强直性脊柱炎属于免疫性疾病，是典型的内伤病，根据其临床症状特点，可按痹证治疗。

（2）仲景在《金匮要略·痉湿暍病脉证治》《金匮要略·中风历节病脉证并治》中记载了不少治痹良方，如麻黄加术汤、麻黄杏仁薏苡甘草汤、防己黄芪汤、桂枝附子汤、白术附子汤、甘草附子汤、桂枝芍药知母汤、乌头汤等。

（3）李发枝教授临证很重要的诊疗模式在于“辨病”。如狐惑病的辨治，如果辨证是狐惑病，那么就用甘草泻心汤治疗。问题是怎样辨出狐惑病？也就是说临证如何进行辨病？《金匮要略》专门解释了“狐惑之为病”的一系列临床表现，但较为复杂繁多。李发枝教授通过多年临证，指出“蚀于喉为惑”是辨析狐惑病的重要临床指征，也就是通常说的“口腔溃疡”。李发枝教授临证常常追问病史，不论是眼下，还是既往，只要有口腔溃疡病史，再结合舌脉，就可以辨为狐惑病。

（4）本例采用多方合方治疗，有甘草泻心汤、防己黄芪汤、乌头汤三个方剂。李发枝教授选方思路：有口腔溃疡，辨为狐惑病，选方甘草泻心汤；腰膝关节损害，辨为湿痹，选方防己黄芪汤；双侧骶髂关节病变者，通常疼痛剧烈，辨为痛痹，选方乌头汤。故本例采取三方合方治之。

（5）苍术、黄柏、牛膝、薏苡仁四味药组成四妙丸，是由二妙散加味而来。二妙散为苍术、黄柏，最早见于《世医得效方》，原名苍术散，《丹溪心法》易名为二妙散。至明代《医学正传》加牛膝一味，取名三妙散。当代《全国中药成药处方集》又加薏苡仁，泛水为丸，称为四妙丸。李发枝教授临证有时会再加一味土茯苓，号称“五妙”，此方为治疗湿热痹之妙方。李发枝教授并未叙述该患者一诊后病情有何变化，然据方测证，说明本例在李发枝教授看来，或舌或脉或症，除了寒湿以外，还有湿热这一面，故加之。

（6）甘草泻心汤与乌头汤合方应用，涉及半夏与乌头“相反”的问题。半夏反乌头最早记载于《神农本草经》，在“十八反”歌诀中明确提到“半蒌贝蔹及攻乌”“藻戟遂芫俱战草”。其实，张仲景在《伤寒杂病论》中应用“反药”的例子有很多，如附子粳米汤中附子与半夏同用，赤丸中乌头与半夏同用，甘遂半夏汤中甘遂与甘草同用。

【学习小结】

强直性脊柱炎属于中医学“痹证”范畴，但又与常见的痹证不完全相同。李发枝教授临证强调辨病辨证，紧扣强直性脊柱炎这个特殊痹证的本质，有着多系统损害，类似于狐惑病。因此，合方治疗本病，以甘草泻心汤合防己黄芪汤为主方。由于本病是以关节损害为主，主方为甘草泻心汤合防己黄芪汤。临证疼痛重者，常加乌头、桂枝、芍药、细辛等。

【课后拓展】

1. 结合《素问·痹论》有关痹证的论述，学习病案中问诊之辨证要点。

2. 如何从辨病施治的角度，理解甘草泻心汤治疗痹证?

3. 查阅西医学对本病的认识、研究和进展。

4. 通过对本病的学习，写出学习心悟。

5. 参考阅读：

（1）张莉莉，马将，张国海．张国海运用甘草泻心汤加味治疗强直性脊柱炎经验［J］．中国中医药现代远程教育，2014，12（24）：33-34.

（2）张佩江，贾玉聪，吴明阳．李发枝临证辨证思维特色简析［J］．中医杂志，2018，59（22）：1910-1914.

第三节　口疮（复发性口腔溃疡）

口疮，又称“口糜”，其病因与先天禀赋不足或久病体虚有关，也与平素调护不当，饮食不节（恣食膏粱厚味、过食辛辣刺激之物），情志过极，或劳倦过度，外感邪毒有关。以上因素导致脏腑功能失调，湿热蕴结，火热熏灼口舌而致病。本病相当于西医学的复发性口腔溃疡，也称“复发性阿弗他溃疡”（recurrent aphthous ulcer，RAU），专指一类原因不明，具有周期性反复发作但又有自限性的、孤立的、圆形或椭圆形溃疡。

【辨治思路】

李发枝教授辨治该病的思路来源于对狐惑病的认识（“蚀于喉为惑”）及长期临床经验的积累。前面提到狐惑病（白塞综合征）有一个典型临床表现，就是口腔溃疡。按照辨病治疗的思路，李发枝教授应用甘草泻心汤治疗了大量顽固性、复发性口腔溃疡，疗效显著。

临证加减：发热加柴胡，声哑加木蝴蝶，痤疮、毛囊炎样皮疹者加荆芥、防风，经久不愈者加制川乌或制附子，关节痛者合防己黄芪汤。

李发枝教授虽然以甘草泻心汤加减治疗复发性口腔溃疡，在甘草泻心汤证的诊断上“但见一‘症’便是”，需要特别强调的是，口腔溃疡不仅只有甘草泻心汤一个证，同样是口腔溃疡，但不是甘草泻心汤证，用之同样无效；还有一部分口腔溃疡是由心火亢盛而引起的，此时就应该使用三黄泻心汤治疗。二者证型不一样，有的用甘草泻心汤后出现大便干或溏泄，就要考虑用三黄泻心汤治疗。

口腔黏膜白斑：是指发生于口内两颊或上颚部位黏膜的白色角化性疾病。口腔黏膜白斑多见于中年以上男性，临床以病损部的点状、片状或条状灰白或乳白的角化性斑片为特征，一般不疼痛，只有少数疼痛，舌头是涩的，只要符合甘草泻心汤证，便可使用甘草泻心汤加减。

口腔扁平苔藓：是一种影响皮肤和黏膜表面的炎性疾病，推测可能由自身反应性 T 淋巴细胞介导的对上皮基底细胞损害所致，临床和组织病理表现与移植物抗宿主反应非常相似。10% ～ 50% 的扁平苔藓患者出现口腔损害。口腔黏膜白斑与口腔扁平苔藓症状相同，但病理检验结果不同，西医有明确的诊断。中医学认为，该病绝大部分是实证，不能用甘草泻心汤治疗，用之不轻反重，要用三黄泻心汤加五倍子、薄荷治疗。

这一节讲了口腔疾病的三个病，并不一定都是甘草泻心汤证，只不过甘草泻心汤证出现得多一些，在疾病的概念上，口腔黏膜白斑与口腔扁平苔藓不一样，西医诊断对中医治疗具有重要参考意义，落实在中医治疗上，甘草泻心汤证出现口腔溃疡与口腔黏膜白斑多些，而口腔扁平苔藓是实证，万不可给予甘草泻心汤治疗。

李发枝教授经常教导学生，口腔溃疡在甘草泻心汤证的诊断上的确具有重要意义，但不可一叶障目，在一派脾虚有湿有热、湿热蕴结症候群的前提下，对口腔溃疡可以“但见一‘症’便是”，但对于患者不是以口腔溃疡为主诉，或不是以甘草泻心汤证为主诉的患者，就应该分清口腔溃疡这个症状究竟是主症还是次症。如患者是以头晕、失眠为主诉来诊，同时伴有偶发口腔溃疡，那口腔溃疡就是因为头晕、失眠而引起的次要症状，不可妄投甘草泻心汤，而应该辨证头晕、失眠的寒、热、虚、实而治之，针对主症进行治疗，疾病自然痊愈。

在口腔溃疡的诊断中，李发枝教授十分重视患者的体质，只要是脾虚有湿型体质（舌质淡有齿痕，苔薄白或滑，脉弦、滑、沉，大便黏滞），即使本人没有口腔溃疡，只要上问其父母、下问其子女，其中绝大部分都会有口腔溃疡病史，因为人的体质是可以遗传的，只要有体征支持，便可诊断为甘草泻心汤证。

【典型医案】

病例　李某，女，70岁，2013年7月10日初诊。

［主诉］舌头痛，舌干裂，口干涩两年。

［病史］自诉舌头痛，舌干裂，口干涩两年，前医曾按阴虚火旺治疗，效果不佳，数月前有舌苔，之后感冒输消炎药，舌苔无，口干欲漱口，喜热饮。

［现症］舌头痛，舌干裂，口干涩，舌淡，苔薄滑，脉沉弦。

> 问题
>
> （1）复发性口疮的临床特点有哪些？
>
> （2）本例没有口疮，而是舌干裂，为何也用甘草泻心汤？
>
> （3）本例前医曾按“阴虚火旺”来治效果不佳，给我们什么提示？
>
> （4）本例具体如何选方加减？

［治疗过程］

2013年7月10日初诊：处方：清半夏20g，黄芩10g，黄连3g，干姜12g，党参15g，甘草20g。6剂，水煎服，日1剂，每日分两次服用。

7月17日二诊：服上方症减，再服上方5剂。

7月22日三诊：症再减，上方加肉桂6g，大枣5枚为引，10剂。

8月2日四诊：症再减，处方：清半夏30g，黄芩10g，黄连3g，干姜15g，党参20g，肉桂3g，甘草20g，大枣5枚为引，12剂。

9月18日五诊：舌痛减，另牙龈萎缩，夜间口干。处方：清半夏30g，黄芩10g，黄连3g，干姜12g，党参15g，制川乌15g，炒骨碎补15g，炙甘草15g，大枣5枚为引，7剂。

10月17日六诊：症再减，处方：清半夏30g，黄芩10g，黄连3g，干姜15g，党参15g，吴茱萸3g，煨肉豆蔻12g，炒骨碎补20g，炙甘草15g，大枣5枚为引，7剂。

问题

（5）三诊时，为何加肉桂、大枣？

（6）五诊时，为何加制川乌、炒骨碎补？

【问题解析】

病例

（1）复发性口腔溃疡的临床表现具有红、黄、凹、痛等特点。红指溃疡周围的黏膜发红，黄指溃疡的渗出物形成黄色假膜覆盖在溃疡的底部，凹指溃疡中心凹陷且具有一定的深度，痛是溃疡形成以后较突出的症状。

（2）在口腔溃疡的诊断中，李发枝教授十分重视患者体质，只要是脾虚有湿型体质（舌质淡有齿痕，苔薄白或滑，脉弦、滑、沉，大便黏滞），即使本人没有口腔溃疡，只要上问其父母、下问其子女，其中绝大部分都会有口腔溃疡病史，因为人的体质是可以遗传的，只要有体征支持，便可诊断为甘草泻心汤证。

（3）患者有舌头痛、舌干裂、口干涩等临床症状，看似一派阴虚火旺之象，其实不然。这种“干涩”“干裂”，是由于脾虚生湿、津不上承于口所致，不能用滋阴降火的方药治疗，应该选用甘草泻心汤加味治疗。

（4）肉桂性大热，味辛、甘，常用于命门火衰、火不归原、戴阳、格阳、上热下寒之证，多用于治疗口舌糜破、脘腹冷痛、阴疽流注、虚寒痈疡脓成不溃或溃后不敛病证。根据病情，李发枝教授加肉桂 6g。

（5）五诊时，患者舌痛减，另诉牙龈萎缩，夜间口干。李发枝教授认为，当为肾虚，故加骨碎补治之，因病程日久，故加制川乌治之。

【学习小结】

口疮常反复发作，经久不愈。随着医药知识的普及，患者常于药店自购清热解毒类中成药口服，中医治疗者，往往是久治不愈、迁延数日者。李发枝教授按照辨病治疗的思路，应用甘草泻心汤治疗了大量顽固性、复发性口腔溃疡，疗效显著。尤其艾滋病合并顽固性口腔溃疡，患者甚至不能进食，最后导致死亡，经应用甘草泻心汤后，顽固性口腔溃疡得以控制。临证加减：发热加柴胡，声哑加木蝴蝶，痤疮、毛囊炎样皮疹者加荆芥、防风，经久不愈者加制川乌或制附子，关节痛者合防己黄芪汤。

【课后拓展】

1. 通过阅读理解《金匮要略》有关狐惑病论述，学习病案中问诊之辨证要点。

2. 如何从辨病施治的角度，理解甘草泻心汤治疗口疮？

3. 查阅西医学对本病的认识、研究和进展。

4. 通过对本病的学习，写出学习心悟。

5. 参考阅读：

（1）樊建平 . 李发枝辨证思路及应用举隅［J］. 中医药通报，2015，14（5）：33-35.

（2）王炳恒，吴明阳，张国海 . 李发枝教授运用甘草泻心汤经验［J］. 中医研究，2016，29（8）：51-53.

（3）黄甡 . 李发枝治疗疑难病经验［J］. 山东中医杂志，2009，28（9）：656-657.

（4）郭志生，黄甡 . 李发枝教授治疗复发性口疮经验［J］. 中医研究，2009，22（10）：56-57.

（5）何远征 . 李发枝教授应用甘草泻心汤经验［J］. 河南中医，2009，29（8）：740–741.

第四节　多　寐

多寐，即为“嗜眠症”，亦称“嗜睡”“多卧”“嗜眠”“多眠”等，是指不分昼夜，时时欲睡，呼之能醒，醒后复睡的一类神志疾病。睡眠过多为本病的核心症状，患者并无夜间睡眠减少，白天常表现为睡眠过度或睡眠发作。本病相当于西医原发性睡眠增多症和发作性睡病。

【辨治思路】

李发枝教授治疗多寐，常用方剂有麻黄附子细辛汤、甘草泻心汤等，若伴随或者曾经患有口疮者，辨病应用甘草泻心汤加减治疗，疗效卓著。甘草泻心汤出自《金匮要略·百合狐惑阴阳毒病脉证治》，其云：“狐惑之为病，状如伤寒，默默欲眠，目不得闭，卧起不安，蚀于喉为惑，蚀于阴为狐，不欲饮食，恶闻食臭，其面目乍赤、乍黑、乍白，蚀于上部则声喝（一作嗄），甘草泻心汤主之。”李发枝教授初用甘草泻心汤治疗合并多寐的口疮患者，不仅口疮得愈，同时多寐得解。李发枝教授想到狐惑病本身就有一个症状“默默欲眠”，此证乃是脾胃虚弱、湿热熏蒸所致。因此，用甘草泻心汤治疗合并有口疮，或者既往有口疮病史的多寐患者，临床疗效显著；或者患者虽无口腔溃疡病史，但有脾胃湿热表现者，即可应用本方治疗。

清代医学著作《杂病源流犀烛·不寐多寐源流》中，谓多寐为心脾之病。一由心神昏浊，不能自主；一由心火虚衰，不能生土而健运。可由多种原因引起，其中也提到“狐惑症见默默多眠，可辨证选用甘草泻心汤内服、苦参汤熏洗”。原文如下：“体重或浮而多寐，为湿胜，宜平胃散加防风、白术。食方已即困倦欲卧，为脾气虚弱不胜食气，俗称饭醉，宜六君子汤加山楂、神曲、麦芽。四肢怠惰而多寐，为气弱，宜人参益气汤。长夏懒怠，四肢无力，坐定即寐，肺脾两经之气本弱，复为炎暑所逼也，宜清暑益气汤。病后多眠，身犹灼热，为余邪未清，正气未复也，宜沈氏葳蕤汤……风温阳脉浮滑，阴脉濡弱，发热，咽干口苦，微恶寒，闭目欲眠，为少阴伏邪发出，更感太阳客邪也，宜黄芩汤加桂枝、石膏，甚则葳蕤汤加减。热病得汗后，脉沉细身冷喜卧，或脉沉细昏沉不省，为阳气内遏，急与药令四肢温缓，不尔，有熟睡死者，宜四逆汤……唯汗下后酣眠者，为正气已复，可勿用药。"

【典型医案】

病例 李某，女，13 岁，2012 年 8 月 18 日初诊。

［主诉］发作性睡眠过多 7 年余。

［病史］患者诉 2005 年 3 月起易困倦乏力，出现发作性睡眠过多，每次持续睡眠 7 ～ 8 天，但睡眠发作期可喊醒吃饭、小便，其后又睡，睡眠状态与正常相同。醒后如常人，6 个月内发作 4 次后好转。至来诊前每年均有 3 ～ 4 次发作，其间曾赴省级医院、首都儿科研究所就诊，查脑部 CT 无异常，笑瘫（–），睡瘫（–），神经系统检查正常。诊断为原发性睡眠增多症，给予哌甲酯等治疗乏效。

［现症］形体胖，面部痤疮，询知脘痞，便溏，日 2 ～ 3 次，下肢易出现风疹块并瘙痒，舌淡，苔白腻，脉滑。

问题

（1）多寐的临床特点有哪些？

（2）本例选用甘草泻心汤的指征有哪些？

（3）《金匮要略·百合狐惑阴阳毒病脉证治》甘草泻心汤条文中关于皮肤病的描述是什么？

（4）本例具体如何选方加减？

［治疗过程］

2012 年 8 月 18 日初诊：处方：清半夏 30g，黄芩 10g，黄连 3g，干姜 10g，党参 15g，麻黄 10g，荆芥 10g，防风 10g，地肤子 30g，土茯苓 30g，

甘草 20g，10 剂，水煎服，日 1 剂，每日分两次服用。

8 月 28 日二诊：患者服药后体倦乏力减轻，脘痞若失，面部痤疮明显减轻。上方继服 15 剂。随访睡眠正常，睡眠增多至今未发。

问题

（5）如果治疗痤疮，李发枝教授常用甘草泻心汤加哪两味药？

（6）李发枝教授为何加麻黄？

（7）7 年之久的多寐，20 余剂方药治愈，请思考这是为什么？

【问题解析】

病例

（1）多寐，即为“嗜眠症”，亦称“嗜睡”“多卧”“嗜眠”“多眠”等，是指不分昼夜，时时欲睡，呼之能醒，醒后复睡的一类神志疾病。睡眠过多为本病的核心症状，患者并无夜间睡眠减少，白天常表现为睡眠过度或睡眠发作，相当于西医学原发性睡眠增多症和发作性睡病。

（2）《丹溪心法·中湿》指出：“脾胃受湿，沉困无力，怠惰好卧。”李发枝教授临证根据甘草泻心汤方证病机“脾胃虚弱，内蕴湿热”，患者“脘痞，便溏，面部痤疮，舌淡，苔白腻，脉滑”，均是甘草泻心汤的治疗指征。

（3）甘草泻心汤出自《金匮要略·百合狐惑阴阳毒病脉证治》，其云：“狐惑之为病，状如伤寒，默默欲眠，目不得闭，卧起不安，蚀于喉为惑，蚀于阴为狐，不欲饮食，恶闻食臭，其面目乍赤、乍黑、乍白，蚀于上部则声喝（一作嗄），甘草泻心汤主之。”其中，关于皮肤病的描述为“其面目乍赤、乍黑、乍白”。

（4）本例选方甘草泻心汤加荆芥、防风、地肤子、土茯苓。

（5）治疗痤疮，李发枝教授常用甘草泻心汤加荆芥、防风二味。

（6）李发枝教授加麻黄很妙。他非常认同《黄帝内经》关于营卫睡眠的学说，《黄帝内经》认为，生理情况下营卫二气有规律地运行，卫气昼行于阳，夜行于阴，行于阳则寤，行于阴则寐，人体从而产生有规律的正常睡眠周期。《灵枢·营卫生会》言:“卫气行于阴二十五度，行于阳二十五度，分为昼夜，故气至阳而起，至阴而止。”《灵枢·口问》云:“卫气昼日行于阳，夜半则行于阴。阴者主夜，夜者卧……阳气尽，阴气盛，则目瞑；阴气尽，而阳气盛，则寤矣。”由于卫气有振奋神气的作用，所以当卫气行于阳分时，人的精力旺盛；当卫气行于阴分时，则表现为精神倦困，而能目瞑安睡。李发枝教授此处用麻黄，就有振奋卫气行于阳分之功，现代药理研究麻黄亦有促进苏醒的作用。

（7）李发枝教授认为，临证有无疗效，关键看是否方证对应，因此，他首诊常开方三至五剂，并嘱患者“先不用吃多，如果对证病情就会大大减轻，如果无效那是药不对证，我再换方”，体现的正是追求方证对应的严谨治学精神。

【学习小结】

多寐常反复发作，经久不愈。本病的病位在心、脾，与肾关系密切，多属本虚标实。李发枝教授从狐惑病本就有“默默欲眠”之症，乃是脾胃虚弱、湿热熏蒸所致，故用甘草泻心汤治疗合并有口疮，或者既往有口疮病史的多寐患者；或者患者虽无口腔溃疡病史，但有脾胃湿热表现者，即可应用本方治疗。

【课后拓展】

1. 通过阅读理解《金匮要略》有关狐惑病论述，学习病案中望诊之辨证要点。

2. 如何从辨病施治的角度，理解甘草泻心汤治疗多寐?

3. 查阅西医学对本病的认识、研究和进展。

4. 通过对本病的学习，写出学习心悟。

5. 参考阅读:

（1）张国海 . 甘草泻心汤临床应用举隅［J］. 光明中医，2015，30（12）: 2644–2645.

（2）张重刚，韩新峰，张健锋.河南省名中医学术经验荟萃［M］.西安：世界图书出版公司，2017.

（3）王炳恒，吴明阳，张国海.李发枝教授运用甘草泻心汤经验［J］.中医研究，2016，29（8）：51-53.

第五节 痞满（功能性消化不良）

痞满是由于脾胃功能失调，升降失司，胃气壅塞，出现以脘腹满闷不舒为主症的病证，以自觉胀满，触之无形，按之柔软，压之无痛为临床特点。本病证的临床表现与西医学的慢性胃炎（包括浅表性胃炎和萎缩性胃炎）、功能性消化不良、胃下垂等疾病相似，这些疾病若以脘腹满闷不舒为主症时，可参考本证辨证论治。

【辨治思路】

李发枝教授治疗痞满思路如下：若伴随或者曾经患有口疮者，辨病应用甘草泻心汤加减治疗，疗效卓著。《伤寒论》云："伤寒中风，医反下之，其人下利，日数十行，谷不化，腹中雷鸣，心下痞硬而满，干呕心烦不得安。医见心下痞，谓病不尽，复下之，其痞益甚。此非结热，但以胃中虚，客气上逆，故使硬也。甘草泻心汤主之。"这里提到的消化道症状有：下利完谷不化，腹中雷鸣，心下痞硬而满，干呕等。其中"心下痞硬而满"，就是本节所要讲的痞满。李发枝教授按照方证辨证、方病辨证思路，使用甘草泻心汤治疗痞满。

【典型医案】

病例 闫某，女，38岁，2014年8月29日初诊。

［主诉］间断性上腹胀近1年。

［病史］以"间断性上腹胀近1年"来诊，患者体胖，两颊有痘印，曾有

复发性口腔溃疡，便溏，1～2次/日。月经可。

［现症］上腹胀，午后重，便溏，1～2次/日，舌淡，苔白腻，脉滑。

问题

（1）痞满的临床特点有哪些？

（2）本例选用甘草泻心汤的指征有哪些？

2014年8月29日初诊：处方：清半夏20g，黄芩10g，黄连3g，干姜12g，党参20g，吴茱萸3g，炙甘草15g，12剂，水煎服，日1剂，每日分两次服用。

9月11日二诊：症减，再服上方7剂。

10月10日三诊：症再减，再服上方7剂。

问题

（3）《伤寒论》甘草泻心汤条文中关于心下痞的描述是什么？

（4）本例具体如何选方加减？

【问题解析】

病例

（1）痞满是由于脾胃功能失调，升降失司，胃气壅塞，出现以脘腹满闷不舒为主症的病证，以自觉胀满，触之无形，按之柔软，压之无痛为临床特点。

（2）本例选择甘草泻心汤的指征有：腹胀、便溏、复发性口腔溃疡病史。

（3）《伤寒论》甘草泻心汤条文："伤寒中风，医反下之，其人下利日数十行，谷不化，腹中雷鸣，心下痞硬而满，干呕，心烦不得安。医见心下痞，谓病不尽，复下之，其痞益甚。此非结热，但以胃中空虚，客气上逆，故使硬也，甘草泻心汤主之。"

（4）本例甘草泻心汤，李发枝教授改用炙甘草，又加吴茱萸。因为本例患者脾胃虚寒较重，故弃用生甘草，改用炙甘草，再加吴茱萸温下焦之寒，更为贴切，疗效更著。

【学习小结】

辛开苦降法：痞满的病名首见于《黄帝内经》,《素问·至真要大论》云：“太阳之复……心胃生寒，胸膈不利，心痛痞满。”并认为其病因有饮食不节、起居不慎和寒气为患等。《伤寒论》对本病证的理法方药论述颇详，如“但满而不痛者，此为痞”“心下痞，按之濡”，提出了痞的基本概念，并指出该病病机是正虚邪陷，升降失调，并拟定了寒热并用、辛开苦降的治疗大法。《诸病源候论·诸痞候》则结合病位病机对病名要领做出阐释：“诸痞者，营卫不和，阴阳隔绝，脏腑痞塞而不宣，故谓之痞。”“其病之候，但腹内气结胀满，闭塞不通。”《丹溪心法·痞》将痞满与胀满做了区分：“胀满内胀而有形；痞者内觉痞闷，而外无胀急之形也。”李东垣《兰室秘藏·心腹痞闷门》中辛开苦降、消补兼施的枳实消痞丸更是后世治痞名方。张介宾在《景岳全书·痞满》中云：“凡有邪有滞而痞者，实痞也；无邪无滞而痞者，虚痞也。”这种虚实辨证对后世痞满诊治颇有指导意义。

【课后拓展】

1. 通过阅读理解《伤寒论》《金匮要略》有关甘草泻心汤的论述，如何学习病案中问诊之辨证要点？

2. 如何从辨病施治的角度，理解甘草泻心汤治疗痞满？

3. 查阅西医学对本病的认识、研究和进展。

4. 通过对本病的学习，写出学习心悟。

5. 参考阅读：

（1）王炳恒，吴明阳，张国海 . 李发枝教授运用甘草泻心汤经验［J］. 中医研究，2016，29（8）：51–53.

（2）邬欣怡，王丹妮，郭会军 . 从脾胃论治艾滋病口腔溃疡［J］. 中医研究，2016，29（10）：42–43.

第六节　咳　嗽

咳嗽既为独立性病证，又是多种肺系疾病的一个症状。《黄帝内经》对咳嗽的论述颇多，如《素问·宣明五气》云："五气所病……肺为咳。"《素问·咳论》云："五脏六腑皆令人咳，非独肺也。"可见外邪干肺或其他脏腑受邪皆可引发咳嗽，咳嗽不只限于肺，也不离乎肺。

【辨治思路】

李发枝教授在运用甘草泻心汤加减治疗咳嗽时，其辨证关键为确定患者属于素体脾虚湿热内蕴，而这一体质的判断为患者素有复发性口腔溃疡，或其父母有此病，而此前多自行服用清热解毒类药物、止咳糖浆药疗效不佳甚或加重，迁延日久，缠绵不愈者，虽有遇冷易咳嗽，但不遇冷亦咳嗽，此类患者还可伴见咽痛，喑哑，口腔溃疡，发热，平素面部或胸背部痤疮，失眠，腰膝关节疼痛，脱发，便溏或腹泻等。

【典型医案】

病例　张某，女，43岁，2014年2月17日初诊。

［主诉］干咳无痰两个月。

［病史］患者两个月前受凉后出现咳嗽，无痰，未予特殊治疗，遇风寒易诱发，两个月来逐渐加重，遂来就诊。

［现症］干咳无痰，遇冷加重，平时失眠，无汗，遇冷流清涕，舌质淡，苔白润，脉滑。

［治疗过程］

2014年2月17日初诊：处方：紫苏叶20g，桂枝18g，白芍20g，干姜12g，五味子12g，细辛3g，清半夏18g，羌活6g，防风10g，甘草12g，鹿角胶6g，7剂，水煎服，日1剂。嘱其勿食生冷、水果及甘甜食物。

2月28日二诊：服上方后诸症不减，询知曾有复发性口腔溃疡，改用甘草泻心汤加味。处方：清半夏24g，黄芩10g，黄连3g，干姜12g，党参20g，款冬花12g，细辛3g，五味子12g，甘草20g，5剂，煎服及饮食禁忌同前。

12月5日患者因月经不调就诊，得知服药后前症愈。

问题

思考对比初诊和二诊对咳嗽辨治之不同。

【问题解析】

病例

初诊治疗以风寒袭肺为主要病因，风寒束表，肺失宣肃，治宜辛温发汗，解表散寒。二诊则以素体湿热内蕴，而复感受外寒，内外合邪发病，而易其在内蕴之湿热，外邪仅为诱因，且初诊用方症未减轻，故治法不同。

【学习小结】

甘草泻心汤出自《伤寒论》第163条，原文云："伤寒中风，医反下之，其人下利日数十行，谷不化，腹中雷鸣，心下痞硬而满，干呕心烦不得安。医见心下痞，谓病不尽，复下之，其痞益甚。此非结热，但以胃中虚，客气上逆，故使硬也，甘草泻心汤主之。"《金匮要略·百合狐惑阴阳毒病脉证治》云："狐惑之为病，状如伤寒，默默欲眠，目不得闭，卧起不安，蚀于喉为惑，蚀于阴为狐，不欲饮食，恶闻食臭，其面目乍赤、乍黑、乍白，蚀于上部则声喝（一作嗄），甘草泻心汤主之。"但《金匮要略》所载方有人参三两。李发枝教授认为，此类患者体质特殊，原来就有痰饮，又受了风寒，经服苦寒之药或误下而成寒热错杂之证。该方证辨证要点为复发性口腔溃疡，咳嗽，声嘶，咽痛，咽中不适，痰少，或有口腔溃疡，但表证不明显。临证加减：发热加柴胡，痰黄加冬瓜仁，声哑加木蝴蝶，表有寒者加荆芥、防风，便溏者加砂仁或白豆蔻，皮肤痒者加地肤子，气滞者加泽泻。此类患者特殊体质之咳嗽，舍此则几乎都无法奏效。饮食禁忌尤为重要：生冷、蜂蜜、水果甘甜之品。原因在于此类食物助湿生痰，不仅未能发挥清凉润肺的功效，反而易导致咳嗽迁延不愈。

【课后拓展】

1. 阅读理解《素问·咳论》有关咳之论述。

2. 西医学对该病的认识、研究和进展。

3. 通过对该病的学习，写出学习心悟。

4. 参考阅读：

（1）张明利 . 六腑咳证治发微［J］. 新中医，2010，42（11）：147–148.

（2）金杰，牛文鸽，陈海燕 . 李发枝教授辨证技巧赏析［J］. 中医研究，2015，28（10）：45–47.

（3）张明利，王玉光 . 李发枝教授治咳十法述要［J］. 新中医，2009，41（2）：16–18.

第四章　大柴胡汤证

在《伤寒论》和《金匮要略》中，涉及大柴胡汤的条文有16条，其中《金匮要略》1条，《伤寒论》15条。主要条文如下：①《伤寒论》第103条云："太阳病，过经十余日，反二三下之，后四五日，柴胡证仍在者，先与小柴胡汤。呕不止，心下急，郁郁微烦者，为未解也，与大柴胡汤下之则愈。"②第136条云："伤寒十余日，热结在里，复往来寒热者，与大柴胡汤。"③《伤寒论》165条云："伤寒发热，汗出不解，心中痞硬，呕吐而下利者，大柴胡汤主之。"④《金匮要略》云："按之心下满痛者，此为实也，当下之，宜大柴胡汤。"⑤《伤寒论》第104条云："伤寒十三日不解，胸胁满而呕，日晡所发潮热……此本柴胡证，下之以不得利。"胸胁满是少阳经气不利，呕吐是胆热犯胃，胃气上逆。仲景说"此本柴胡证"，即这原本是大柴胡汤的适应证。大柴胡汤为少阳阳明双解方，广为后世所接受，如五版全国统编《方剂学》教材即将大柴胡汤放入"表里双解剂"之"表里攻里"方，在"主治"中直云"少阳阳明合病"，其实这只是大柴胡汤的一个适应证而已。

1800多年以来，无数中医大家对大柴胡汤证及临床运用机制进行了大量研究，在中国知网输入"大柴胡汤研究"一词，中华人民共和国成立以来发表的论文多达4274篇（截至2016年12月底）。

李发枝教授熟读《伤寒论》，精讲《金匮要略》，在多年的教学研究及临床实践中，师古创新，对大柴胡汤证的认识主要有：①大柴胡汤证是少阳腑实证。可以从《伤寒论》第103条理解：少阳腑实证常见于肝胆疾患，如胆囊炎、胆结石、脂肪肝、慢性乙型肝炎等，这些疾病往往有恶心呕吐、胁痛或胃脘痛、心烦不宁之表现。②以方测证，大柴胡汤证为六经之郁证。把大柴胡汤看成是小柴胡汤合四逆散合方加减，那么大柴胡汤既有“柴芩配”，又有“柴芍配”，它不仅可以和解少阳，治少阳胆腑实热，而且可以疏肝养肝，用于肝郁诸症，所以大柴胡汤实为肝胆同病而设。所治范围可以调六经、五脏、六腑之气机郁滞，气机郁滞全身，经络不通，寒热错杂，阴阳阻隔，可用大柴胡汤开之，通调阴阳之枢机，而使经络通畅，阴阳升降，寒热得平，故可以治疗精神情志类疾病。③大柴胡汤证为少阳邪热呕利之重证。可以从《伤寒论》第165条理解：此呕吐下利属少阳邪热呕利证，尚有心中痞硬，在少阳证中出现此症，为气机郁结较甚之故，其病机为肝胆气郁造成脾胃升降失常所致。④大柴胡汤证为少阳阳明合病证。可以从《伤寒论》136条理解：“伤寒十余日，热结在里，复往来寒热者，与大柴胡汤。”所谓“热结在里”，是指邪热结聚阳明，往来寒热，代表邪在少阳，这就是一个少阳阳明同病之证，用大柴胡汤则少阳阳明双解。

总体来说，大柴胡汤所治病证为郁火较重，而病变焦点集中在少阳胆热犯胃上，严重者还可波及大肠，影响大肠的传导功能，可致大便秘结。如大便秘结，可加大黄，《金匮要略》中大柴胡汤是有大黄的，《伤寒论》在本方“方后注”中也说：“一方加大黄二两，若不加，恐不为大柴胡汤。”正如林柏良在《小柴胡汤证的研究》一书中说：“汤的后方，仲景列出了几项药物加减出入，这是有极端重要意义的。”大柴胡汤对消化系统疾病，尤其是肝胆疾病、精神神志疾病都能发挥其优势。

第一节　吐　酸

吐酸是指胃酸过多随胃气上逆而吐出的病证。吞酸指自觉酸水上泛至咽，旋即吞咽而下；而反酸则泛指胃酸上泛之证。吐酸、吞酸或反酸可单独出现，但常与胃痛兼见。本病证常见于西医学的胃食管反流、消化性溃疡、慢性胃炎和消化不良等。

【辨治思路】

吐酸多由肝气郁结，胃气不和而发，这是发病机制的重点。《证治汇补·吞酸》云："大凡积滞中焦，久郁成热，则木从火化，因而作酸者，酸之热也；若客寒犯胃，顷刻成酸，本无郁热，则寒所化者，酸之寒也。"故吐酸有偏寒、偏热之差异。属于热者，多由肝郁化热而致；属于寒者，可由肝气以强凌弱犯胃，素体脾胃虚寒而成；饮食停滞之反酸嗳腐者，是由食伤脾胃之故。临床首当辨寒热，治疗宜清泻肝火或温养脾胃，并可适当加入海螵蛸、煅瓦楞子等制酸药。

李发枝教授治疗吐酸，则遵仲景之意，习用大柴胡汤治疗。从《伤寒论》大柴胡汤的相关条文来看，并无吐酸一证，为何李发枝教授用大柴胡汤治疗吐酸呢？从病机上来说，《素问·至真要大论》云："诸呕吐酸，暴注下迫，皆属于热。"由于病机相同，吐酸一病也可以说是大柴胡汤证症候群的一个症状，它与腹胀、胁肋胀满、呕吐、反酸等症状往往同时出现。仲景用来治疗呕吐的方剂很多，有小半夏汤、小半夏汤加茯苓汤、大半夏汤、干姜半夏人参丸、五苓散等。每个方证虽都有呕吐，但是呕吐的程度、伴随症状、涉及病位脏腑均不同，有的病位在胃腑，有的病位在肠腑，有的病位在胆腑，即使病位在胃腑者，也有在贲门、幽门之别，其选方用药均不同。大柴胡汤证所治之"呕吐"症状，李发枝教授认为，其病位在胆腑，除呕吐胃内容物外，尚有呕吐胆汁；或者胃内无物，却有呕吐酸水、苦水（胆汁反流）等症。因此，李发枝教授临证治疗吐酸病属于热证者，按照辨病思维，主方应为大柴胡汤。

【典型医案】

病例 周某，男，48岁，2013年9月2日初诊。

［主诉］反酸1年。

［病史］时有反酸1年，2013年1月胃镜示胆汁反流性胃炎。

［现症］自觉反酸，偶发上腹胀痛，口干，便溏，舌红，苔黄，脉弦。

问题

（1）吐酸的临床特点有哪些？

（2）本例选用大柴胡汤的指征有哪些？

［治疗过程］

2013年9月2日初诊：柴胡15g，黄芩10g，清半夏12g，炒枳实10g，白芍12g，吴茱萸6g，黄连3g，甘草12g。12剂，水煎服，日1剂，每日分两次服用。

11月18日二诊：服上方诸症基本愈，又冬季感冒流清涕打喷嚏，治疗以御寒汤加柴胡、清半夏、甘草各12g，吴茱萸6g。12剂。

问题

（3）李发枝教授为何加吴茱萸？

（4）二诊改用御寒汤的意义是什么？

【问题解析】

病例

（1）吐酸临床多表现为呃酸腐气，反胃，烧心，伴有恶心、呕吐、胃胀等症状。

（2）大柴胡汤是临床常用经方之一，主治胆热内郁、阳明热扰之证。热扰阳明，胃气郁结，则见腹胀；热扰胃气上逆，则反酸；热盛蒸腾津液，则口干；故选用大柴胡汤加减。

（3）吴茱萸主入肝经，配伍黄连可治疗肝郁化火、肝胃不和的口苦、吞酸、呕吐等症，如左金丸。

（4）中气不足，遇寒气客于脾胃之间，流清涕，打喷嚏，相引两胁缩急而痛，宜合用御寒汤。

【学习小结】

吐酸一名，出自《素问·至真要大论》。李发枝教授治疗吐酸，遵仲景之意，用大柴胡汤治疗。大柴胡汤证所治之“呕吐”症状，李发枝教授认为，其病位在胆腑，除呕吐胃内容物外，尚有呕吐胆汁；或者胃内无物，却又呕吐酸水、苦水（胆汁反流）等症。因此，李发枝教授临证治疗吐酸病属于热证者，按照辨病思维，主方应为大柴胡汤。

【课后拓展】

1. 阅读理解《素问·至真要大论》《素问玄机原病式》《证治汇补·吞酸》《寿世保元·吞酸》有关吐酸论述。

2. 查阅西医学对本病的认识、研究和进展。

3. 通过对本病的学习，写出学习心悟。

4. 参考阅读：杨国红．李发枝教授用大柴胡汤治疗胆汁反流性胃炎临证经验［J］. 中国中医药现代远程教育，2016，14（24）：69–71.

第二节　便　秘

便秘是临床常见的复杂症状，而不是一种疾病，主要是指排便次数减少、粪便量减少、粪便干结、排便费力等。必须结合粪便的性状、本人平时排便习惯和排便有无困难做出有无便秘的判断，如超过 6 个月即为慢性便秘。本病相当于西医学的功能性便秘，肠道激惹综合征、肠炎恢复期肠蠕动减弱引起的便秘，直肠及肛门疾病引起的便秘、药物性便秘、内分泌及代谢性疾病的便秘，以及肌力减退所致的排便困难等。

【辨治思路】

便秘是由大肠传导功能失常造成的，一般来说，根据便秘实证邪滞大肠，腑气闭塞不通，虚证肠失温润，推动无力，导致大肠传导功能失常的基本病机，其治疗当分虚实而治，原则是实证以祛邪为主，据热秘、冷秘、气秘之不同，分别施以泄热、温散、理气之法，辅以导滞之品，标本兼治，邪去便通；虚证以养正为先，依阴阳气血亏虚的不同，主用滋阴养血、益气温阳之法，酌用甘温润肠之药，标本兼治，正盛便通。

李发枝教授用大柴胡汤治疗便秘，主要是从阳明邪热内结着眼。大柴胡汤原主治少阳阳明合病，病机为少阳表证未解，热邪入里，深入阳明，阳明热邪内结。阳明里实内结，热盛消灼津液，肠腑津亏，大便干结不通。大柴胡汤和解少阳，疏利肝胆，恢复大肠传导功能，同时荡涤肠胃热结，使积滞得除，腑气得通，便秘自除。

【典型医案】

病例 苗某，女，54 岁，2013 年 6 月 19 日初诊。

[主诉] 便秘、口苦 5 年。

[病史] 便秘数年，自用开塞露、番泻叶等通便药物，效果不佳（2012 年 12 月 B 超示：胆囊炎）。

[现症] 右胁肋胀痛，背痛，口苦，舌红，苔黄，脉弦微数。

问题

（1）便秘的临床特点有哪些？

（2）本例选用大柴胡汤的指征有哪些？

2013 年 6 月 19 日初诊：处方：柴胡 24g，黄芩 10g，清半夏 15g，炒枳实 12g，白芍 30g，大黄 10g，威灵仙 30g，甘草 10g，10 剂，水煎服，日 1 剂，每日分两次服用。

8 月 21 日二诊：前症减，再服上方 10 剂。

问题

（3）大柴胡汤原方中有无大黄？

（4）本例为何加威灵仙？

【问题解析】

病例

（1）便秘临床主要表现为便意少，便次少；排便艰难、费力；排便不畅；大便干结、硬便，排便不净感。

（2）便秘，右胁肋胀痛，口苦，属少阳郁热，兼有里实。治当以和解少阳，内泻阳明腑实，故予大柴胡汤加味治疗。

（3）《金匮要略》中大柴胡汤用大黄，而《伤寒论》中大柴胡汤无大黄。可见，张仲景设大柴胡汤的目的是突出用方必须重视变化，而变化的核心是根据病证表现而确立的。

（4）威灵仙辛散温通，性猛善走，通行十二经，有通络止痛之功效，现代药理研究威灵仙有镇痛、利胆、抗利尿、降血压等作用，用此方可治胁痛、背痛。

【学习小结】

便秘在《中医内科学》中常分为虚实两类：实秘可分为热秘、气秘、冷秘，虚秘可分为气虚秘、血虚秘、阴虚秘、阳虚秘。热秘用麻子仁丸，气秘用六磨汤，冷秘用大黄附子汤；气虚秘用黄芪汤，血虚秘用润肠丸，阴虚秘用增液汤，阳虚秘用济川煎。唯独没有大柴胡汤，李发枝教授用大柴胡汤治疗便秘，患者一般还有少阳病的表现，比如口苦、咽干、目眩、胸胁胀满等，大黄、白芍一般用量较大，以和解少阳为主，兼泻阳明实热为辅，以求釜底抽薪之功。

【课后拓展】

1. 阅读理解《金匮要略·五脏风寒积聚病脉证并治》《圣济总录》《医学启源》《景岳全书》中有关便秘的论述。

2. 查阅西医学对本病的认识、研究和进展。

3. 通过对本病的学习，写出学习心悟。

4. 参考阅读：许永智，周红娟，杨晓媛，等. 浅谈《伤寒论》便秘的论治［J］. 中医药通报，2020，19（1）：17–19.

第三节　胃　痛

胃痛，又称胃脘痛，是以上腹部近心窝处疼痛为主症的病证。胃痛之名最早记载于《黄帝内经》。唐宋以前文献多把属于胃脘痛的心痛和属于心经本身病变的心痛混为一谈，直至金元时期李杲《兰室秘藏》首立“胃脘痛”一门，将胃脘痛明确区分于心痛，使胃痛成为独立的病证。西医学中急性胃炎、慢性胃炎、胃溃疡、十二指肠溃疡、功能性消化不良、胃黏膜脱垂等病，以上腹部疼痛为主要症状者，均属中医学“胃痛”范畴。

【辨治思路】

胃痛多由外感寒邪、饮食所伤、情志不畅和脾胃素虚等病因而引发。胃是主要病变脏腑，常与肝脾等脏腑有着密切关系。胃气郁滞、失于和降是胃痛的主要病机。治疗以理气和胃为大法，根据不同证候，采取相应治法。明清时期提出了胃痛的治疗大法，《医学真传·心腹痛》还指出了胃痛治疗要运用“通则不痛”之法。

一般来说：胃痛辨证，应辨虚实寒热、在气在血。实者多痛剧，固定不移，拒按，脉盛；虚者多痛势徐缓，痛处不定，喜按，脉虚。遇寒则痛甚，得温则痛减，为寒证；胃脘灼痛，痛势急迫，遇热则痛甚，得寒则痛减，为热证。一般初病在气，久病在血。胃痛治疗以理气和胃止痛为主，再分虚实施治。根据不同病机而采取相应治法，才能善用“通”法。

《伤寒论》第 165 条云：“伤寒发热，汗出不解，心中痞硬，呕吐而下利者，大柴胡汤主之。”《金匮要略·腹满寒疝宿食病脉证治》云：“按之心下满痛者，此为实也，当下之，宜大柴胡汤。”症见往来寒热，胸胁苦满，郁郁微烦，呕不止，心下急或痞硬，大便难下或下利不畅，伴见小便色黄，苔黄津少，脉弦数。“心中痞硬”“心下满痛”是少阳实热，邪气郁结于胆腑的表现，属大柴胡汤证。因此，胃痛是大柴胡汤的主要方证。李发枝教授应用大柴胡汤治疗胃痛，非常重视腹诊。李发枝教授把握大柴胡汤证的关键，就是条文所说的“按之心下满痛者”，心下就是剑突下，也就是胃脘部。加减法：大便秘结加大黄 6 ～ 10g，胆汁反流者加威灵仙 30g。

【典型医案】

病例　李某，男，60 岁，2013 年 8 月 7 日初诊。

［主诉］胃痛、夜间口干 1 月余。

［病史］患者夜间 12 点前后胃痛，曾查胃镜示：胆汁反流性胃炎。

［现症］胃脘部疼痛，夜间口干，眠差，便溏，舌红，苔黄腻，脉弦滑。

问题

（1）胃痛的临床特点有哪些?

（2）本例具体如何选方加减?

2013 年 8 月 7 日初诊：处方：柴胡 24g，黄芩 10g，清半夏 18g，炒枳实 12g，白芍 20g，生牡蛎 30g，干姜 9g，吴茱萸 3g，黄连 3g，肉桂 6g，甘草 12g，12 剂，水煎服，日 1 剂，每日分两次服用。

8 月 19 日二诊：前症减，处方：易肉桂为桂枝 12g，12 剂，煎服同前，服后乃愈。

问题

（3）思考此处用方大柴胡汤加减，无“大黄”之意义是什么？

【问题解析】

病例

（1）胃痛主要为上腹部近心窝处胃脘部发生的疼痛，有胀痛、刺痛、隐痛、剧痛等不同性质，常伴食欲不振、恶心呕吐、反酸嘈杂、嗳气吞腐等上消化道症状，临床以中青年居多，多有反复发作史。

（2）本例在大柴胡汤基础上加威灵仙、甘草二药。威灵仙辛散温通，有通络止痛的功效。此外，李发枝教授善用其治疗胆汁反流性胃炎。甘草性甘平，入脾、胃经，此方中有补脾益气、缓急止痛的功效。

（3）《伤寒论·太阴病脉证并治》云：“太阴为病，脉弱，其人续自便利，设当行大黄、芍药者，宜减之，以其人胃气弱，易动故也。”芍药与大黄配伍，毕竟性偏破泄，脾气虚弱患者用量不可太重，以防损伤正气（另：宜减之，不是减量，而是不要用。里虚寒证，胃气虚弱，妄用苦寒药，则下利不止）。

【学习小结】

胃痛是以上腹胃脘部近心窝处疼痛为主症，其疼痛可有胀痛、刺痛、隐痛、剧痛等多种性质，常伴有食欲差，恶心呕吐，反酸烧心，嗳气吞腐等症状，常反复发作，诱因多为饮食失宜、情志不畅、劳累、服用损伤脾胃药物等。西医学的急慢性胃炎、胃溃疡、十二指肠溃疡、功能性消化不良等病，以上腹部疼痛为主要症状者，均属中医学“胃痛”范畴。辨证时应注重辨虚实寒热，实证多疼痛剧烈，固定不移，拒按，脉盛；虚者多痛势较缓，痛不固定，喜按，脉虚。遇寒冷而发作或加重，得热则痛减，遇寒则痛剧，为寒证；胃脘灼热疼痛，遇热发作或加重，得寒则减，为热证。主症往往不是单独出现或一成不变，而是相互兼夹出现。本病选用大柴胡汤诊治时的辨证要点为：胃痛，口干、口苦，右胁下疼痛，眠差，多梦，大便正常或便秘，腹诊时现“按之心下满痛”，即触诊心下、剑突下时患者感觉疼痛，彩超示：胆结石、胆囊炎、胆囊壁厚或胆囊壁毛糙，舌质红，苔黄或腻等。

【课后拓展】

1. 阅读理解《伤寒论·少阳病脉证并治》《金匮要略·腹满寒疝宿食病脉证治》有关大柴胡汤的论述。

2. 查阅西医学对本病的认识、研究和进展。

3. 通过对本病的学习，写出学习心悟。

4. 参考阅读：

（1）杨国红 . 李发枝教授用大柴胡汤治疗胆汁反流性胃炎临证经验［J］. 中国中医药现代远程教育，2016，14（24）：69–71.

（2）王炳恒，孙华，崔维，等 . 李发枝运用经方治疗咳喘经验［J］. 河南中医，2017，37（3）：400–403.

第五章　归脾汤证

归脾汤是南宋严用和《济生方》中“治思虑过度，劳伤心脾，健忘怔忡”的方剂，由人参、白术、茯神、黄芪、龙眼肉、酸枣仁、木香、炙甘草组成。至明代薛己《正体类要》加当归、远志，使之成为目前常用的归脾汤。李发枝教授临床使用的是《正体类要》中的归脾汤。

明代薛己《正体类要》对归脾汤云：“治跌仆等症，气血损伤，或思虑伤脾，血虚火动，寤而不寐，或心脾作痛，怠惰嗜卧，怔忡惊悸，自汗盗汗，大便不调，或血上下妄行，其功甚捷。”李发枝教授在运用归脾汤时，紧扣原条文“思虑过度，劳伤心脾”的病机。随着社会发展及工作节奏的增快，年轻人面对激烈的职场竞争及生活压力，一时难以适应；中老年人随着社会变革带来的子女成长、下一代的教育、房子等诸多问题，也有不小的压力，这样就产生了一批思虑过度、劳伤心脾的患者群体。阴阳气血之来源，由水谷之精微所化，上奉于心，则心神得养；心主神明，神安则寐，神不安则不寐。思虑过度，劳伤心脾，则导致心脾气虚，神明失养，就会出现不寐，乏力，纳差，自觉精力不够用，面色萎黄，舌质淡，苔薄白，脉细弱等。

李发枝教授在运用归脾汤时注重辨证论治，随症加减用药。其辨证要点为：长期的工作紧张、劳累，或经常生气等，症见神疲乏力，或心悸胸闷，或失眠多梦，或情绪低落，或心烦意乱，舌质淡红，或边有齿痕，苔薄白。

随症加减：若兼见失眠严重者，加淮小麦、夜交藤，以益神宁心；颈项不适，头晕、耳鸣者，加葛根、泽泻；精神恍惚、抑郁者，合甘麦大枣汤，以滋养心神；更年期妇女出现烘热汗出者，加熟地黄、知母、黄柏，以滋阴清热；多梦者，加柴胡、黄芩、川楝子，以疏泄肝热。

特别需要指出的是，对于西医确诊为“冠心病”“早搏”而长期接受活血化瘀治疗的患者，李发枝教授根据其临床表现，只要确诊为“心脾气虚”的患者，都投以归脾汤加减治疗，每每收到很好的疗效。若只看到西医诊断就活血化瘀，往往会耗血伤气，从而加重病情，而紧扣“心脾气虚”的病机，运用归脾汤加减，就能补益气血，从根本上治疗疾病。

本节只介绍李发枝教授用归脾汤治疗不寐、郁证、眩晕、心悸、胸痹五个疾病。这五个疾病临床上可以单见一病，也可一个、两个或多个病证同时在一个患者身上出现。作为归脾汤证来讲，不是只能治疗这五个疾病，只要符合归脾汤证的病机，都可加减用之。

第一节　不　寐

不寐即失眠，是以经常不能获得正常睡眠为特征的一类病证，主要表现为睡眠时间、深度的不足，轻者入睡困难，或寐而不酣，时寐时醒，或醒后不能再寐，重则彻夜不寐，常影响人们的正常工作、生活、学习和健康。可见于西医学的神经官能症、更年期综合征、慢性消化不良、贫血、动脉粥样硬化等以不寐为主要表现者。

【辨治思路】

李发枝教授诊治该病注重辨别虚实，针对患者不同病机选方用药。首先，李发枝教授认为，本病应该与一时性失眠、生理性少寐、他病痛苦引起的失眠相鉴别。归脾汤加减所治疗的不寐，多与思虑过度、情绪失调、劳逸失度、饮食失宜等有关，病位主要在心，与肝、脾、肾密切相关。其辨证要点为：长期的工作紧张、劳累，或经常生气等，症见神疲乏力，或心悸胸闷，或失眠多梦，或情绪低落，或心烦意乱，舌质淡红或边有齿痕，苔薄白。

【典型医案】

病例 张某，女，59岁，2012年8月9日初诊。

［主诉］失眠两年，加重5天。

［病史］患者两年前因家庭琐事常昼夜思虑，睡眠质量严重下降，每晚多则能睡4小时，少则两小时，睡后乱梦纷扰，眠浅易醒，醒后再难入眠，曾间断服用中西药物（具体药物不详）治疗，症状稍有缓解，平素食欲欠佳，患失眠后食欲较前更差。近5天因生气后失眠加重，入睡困难，甚则彻夜难眠。今为求中医治疗，遂来我处就诊。

［现症］现入睡困难，睡眠浅，多梦，乏力，面色萎黄，纳差，食欲不振，二便可，舌质暗淡，苔少，脉细涩。

问题

（1）患者有食欲欠佳病史，有何意义？

（2）患者因家庭琐事常昼夜思虑而致病，对其发病诱因有何提示？

（3）结合患者乏力、面色萎黄及舌质脉象等症状，对中医辨证有何意义？

（4）本案属何证型，应采取哪种治法？

［治疗过程］

2012年8月9日初诊：处方：党参20g，炒白术12g，炙黄芪40g，当归20g，茯苓20g，炙远志20g，炒酸枣仁20g，广木香6g，龙眼肉20g，淮小麦30g，夜交藤30g，柴胡12g，黄芩10g，川楝子10g，炙甘草15g，15剂，水煎服，日1剂，每日分两次服用。

8月24日二诊：患者诉每晚能睡6小时，乏力好转，多梦消失，食欲渐增。守上方，继服7剂以善后。

问题

（5）处方中选用的主方是什么？

（6）试述处方中炙黄芪的作用。

（7）柴胡、黄芩、川楝子的配伍作用是什么？

【问题解析】

病例

（1）提示患者思虑过度，已伤及脾。思则气结，思虑过度，脾气郁结，运化失常。

（2）提示致病因素为情志致病。

（3）患者表现为气虚与血虚的证候同时存在，故见上述症状。

（4）心脾气血两虚证；治宜益气健脾兼养血安神。

（5）处方中选用的主方是归脾汤。

（6）炙黄芪补气生血。

（7）柴胡、黄芩、川楝子清泄肝热。

【学习小结】

不寐是临床的常见病，其预后一般较好，但因病情不一，预后亦各有差异。病程短，病情单纯者，治疗收效较快；病程较长，病情复杂者，治疗难以速效。且病因不除或治疗不当，易产生情志病变，使病情更加复杂，治疗难度增加。临床亦有肝火扰心、痰热扰心、心肾不交、心胆气虚等证，治疗当以补虚泻实、调整脏腑阴阳为原则。归脾汤所治不寐证属心脾两虚，或因劳倦太过伤脾，抑或过逸少动而致脾气虚弱，运化不健，气血生化乏源，不能上奉于心，以致心神失养而失眠；或因思虑过度，伤及心脾，心伤则阴血暗耗，神不守舍；脾伤则食少，纳呆，生化之源不足，营血亏虚，不能上奉于心，而致心神不宁。正如《类证治裁·不寐》云：“思虑伤脾，脾血亏损，经年不寐。”心脾两虚造成血虚，可致不寐发生。而久病血虚，年迈血虚，因心血不足，心失所养，心神不安，亦可导致不寐。正如《景岳全书·不寐》云："无邪而不寐者，必营气之不足也，营主血，血虚则无以养心，心虚则神不守舍……若思虑劳倦伤心脾，以致气虚精陷，为怔忡、惊悸、不寐者，宜寿脾煎或归脾汤。"临证当灵活运用本方，随症加减，可见良好疗效。

【课后拓展】

1. 阅读理解《灵枢·营卫生会》《灵枢·口问》《诸病源候论》《景岳全书》有关不寐的论述。

2. 查阅西医学对本病的认识、研究和进展。

3. 通过对该病的学习，写出学习心悟。

4. 参考阅读：

（1）封倩，冯来会. 李发枝教授辨治不寐经验［J］. 光明中医，2012，27（2）：235-236.

（2）刘晨光，许二平. 李发枝教授运用归脾汤经验［J］. 中医研究，2013，26（10）：40-41.

第二节　郁　证

郁证是由于情志不舒、气机郁滞所致，以心情抑郁、情绪不宁、胸部满闷、胁肋胀痛，或易怒喜哭，或咽中如有异物梗塞等症为主要临床表现的一类病证。本病证可见于西医学的神经衰弱、抑郁症、焦虑症、癔症、更年期综合征等，表现出郁证的临床表现者。

【辨治思路】

李发枝教授认为，郁证病因以情志内伤为致病特点。古代文献中多将该病归于"情志疾病"的范畴。中医学中情志与心脾两脏关系最为密切，如《素问·本病论》云："人忧愁思虑即伤心。"《素问·阴阳应象大论》云："思伤脾。”《灵枢·本神》云:“脾愁忧而不解则伤意,意伤则悗乱,四肢不举,毛悴色夭,死于春。”心藏神而主血,脾主思而统血。若思虑过度,劳伤心脾,导致心脾气血不足,则不能濡养心神,心神失养,出现胆怯易惊、少寐多梦等症;脾气亏虚,出现倦怠乏力、少气懒言、食欲不振等症;气血生化乏源,终致气血亏虚,心神失养,而见郁闷寡欢、情志不舒、心情低沉、兴趣索然、少气懒言、倦怠乏力等一派神气不足的表现。心与脾两脏联系密切,二者阴阳相通,经络相连,气血互济,两者之间的相互关联既体现在生理上,也体现在病理上。如过度思虑或者劳心过度,则导致心血耗伤,又可引起脾之运化功能失常,进而气血生化无源,最终导致心脾两虚,由此可见,心脾两虚是抑郁症的一个重要病机。《中医内科学》中郁证的心脾两虚证临床表现:多思善虑,头晕神疲,心悸胆怯,健忘,失眠,纳差,倦怠乏力,面色不华,舌质淡,苔薄白,脉细缓。

【典型医案】

病例 贾某,女,28岁,2014年1月20日初诊。

[主诉]抑郁、心烦两年。

[病史]患者平素多思善虑,易生气。两年前因生气而出现心烦,忧郁不畅,易怒,情绪低落,时悲伤欲哭,对周围人群和事物丧失兴趣,甚则卧床不欲见人,悲观绝望,有自杀倾向。在当地某医院精神科诊断为抑郁症,服用氯硝西泮后症状稍减,但近来服药后胃部不适,遂来我科门诊求治。

[现症]抑郁,心烦,失眠,多梦,时有头痛,时或悲伤欲哭,厌世,月经延后,大便时干时稀,舌质淡红,苔白腻,脉细涩。

问题

(1)患者的发病诱因病史对疾病诊断有何意义?

(2)患者平素性格对其疾病辨证有何提示?

(3)本案属何证型,应采取哪种治法?

［治疗过程］

2014年1月20日初诊：处方：党参15g，炒白术12g，炙黄芪40g，当归12g，茯苓15g，炙远志10g，炒酸枣仁12g，广木香6g，龙眼肉12g，淮小麦30g，夜交藤30g，栀子10g，淡豆豉15g，炙甘草15g，大枣5枚为引，10剂，水煎服，日1剂，每日分两次服用。

2月26日二诊：上方未服完，患者诸症均有减轻，但近来胆小易惊。继服15剂，患者自诉心情渐佳，抑郁心烦、失眠多梦等症状全部消失。

问题

（4）思考本案例方药加减的意义。

【问题解析】

病例

（1）提示患者情志致病。

（2）多思善虑，伤及心脾，心伤则阴血暗耗，导致神不守舍；患者易生气，肝失条达，肝气郁结，日久化火，郁火暗耗阴血。

（3）心脾气血两虚兼气郁化火证；治宜补益心脾气血，兼清泄郁火。

（4）栀子除上焦胸膈之郁火，淡豆豉宣泄心肺郁热，舒畅气机。栀子豉汤可宣郁达邪，清热除烦。

【学习小结】

郁证成因主要为情志内伤，欲而不遂，忧思过度而成。患者初因生气致情志不遂、忧思过度，长期忧思伤及心脾，气郁而化热，伤脾则气血生化不足，伤心则神不能主，是以出现失眠、心烦、头痛、悲伤欲哭等症状。归脾汤功效益气补血，健脾养心。其特点为心脾同治，重点在脾，使脾旺则气血生化有源，故方名归脾，意在于此。同时气血并补，但重在补气，意即气为血之帅，气旺血自生，血足则心有所养。归脾汤临床应用十分广泛，其主要适应证为思虑过度，劳伤心脾，体倦发热，失眠多梦，食欲不振，怔忡惊悸，自汗盗汗，吐血下血，妇女月经不调，赤白带下，以及虚劳、眩晕，证属心脾气血两虚者。

【课后拓展】

1. 阅读理解《素问·举痛论》《素问·阴阳应象大论》《灵枢·本神》《景岳全书·郁证》《类证治裁·郁证》《证治汇补·郁证》有关郁证的论述。

2. 查阅西医学对本病的认识、研究和进展。

3. 通过对该病的学习，写出学习心悟。

4. 参考阅读：吴明阳，孙华好，张国海，等. 李发枝运用归脾汤治疗抑郁症经验［J］. 中华中医药杂志，2016，31（1）：124-126.

第三节　眩　晕

眩是指眼花或眼前发黑，晕是指头晕甚或感觉自身或外界景物旋转，二者常同时并见，故统称为“眩晕”。轻者闭目即止；重者如坐车船，旋转不定，不能站立，或伴有恶心、呕吐、汗出，甚则昏倒等症状。眩晕可见于西医学的多种疾病，如贫血、神经衰弱、高血压、低血压、脑动脉硬化、椎-基底动脉供血不足等，临床表现以眩晕为主症者。

【辨治思路】

眩晕病因病机复杂，历代古籍多有记载。《灵枢·卫气》提出“上虚则眩”说。《诸病源候论》云：“风头眩者，由血气虚，风邪入脑，而引目系故也。”《景岳全书·眩运》云：“眩运一证，虚者居其八九，而兼火兼痰者，不过十中一二耳。”强调“无虚不能作眩”。《灵枢·口问》云：“上气不足，脑为之不满，耳为之苦鸣，头为之苦倾，目为之眩。”李发枝教授遵循经旨，临床治疗眩晕多采用补法，或补气血之虚，或补肝肾之阴，或补脾肾之阳，手法多变，不一而足。即使对虚中夹实之患，应用泻实之药也绝不过量，并于邪去之后即改用调补之法以善其后。临床具体治法，如头晕动则加剧，遇劳则甚，面色苍白，唇甲无华，心悸失眠，神疲懒言，舌淡、脉细之气血虚弱者，方选归脾汤补益气血。李发枝教授常说："血虚则脑失所养，精亏则髓海不足，均可导致眩晕。"因脾为后天之本，气血生化之源，若久病体虚，脾胃虚弱，或失血之后耗伤气血，或饮食不节，忧思劳倦，均可导致气血两虚，气虚则清阳不升，血虚则清窍失养，故而发为眩晕；据《景岳全书·眩运》云："无虚不能作眩，当以治虚为主，而酌兼其标。"因此，用归脾汤加减治疗气血亏虚型眩晕。方中党参、白术、炙黄芪益气健脾，当归、龙眼肉、大枣补血生血养心，茯苓健脾宁心，远志、炒酸枣仁养血安神。若自汗时出，易于感冒，炙黄芪改为生黄芪，加防风益气固表止汗；若兼见形寒肢冷，腹中隐痛，脉沉者，加桂枝、干姜以温中助阳。

【典型医案】

病例 齐某，女，52岁，2013年6月28日初诊。

［主诉］头晕1年，伴气短、乏力1个月。

［病史］平素易感疲劳。1年前因劳累过度，自觉头晕，如坐舟车，旋转不定，不能站立，动则加剧，劳累即发，休息后缓解，曾间断服用中西药治疗数月，症状无明显缓解，近1个月来发作时伴气短、乏力，遂来我处诊治。

［现症］头晕，颈项不适，气短，乏力，神疲懒言，食欲不振，眠差，舌质淡，苔薄白，脉弦细。

问题

（1）结合患者平素易感疲劳及劳累过度后发病，思考有何意义？

（2）讨论本案所属证型及治疗原则。

［治疗过程］

2013年6月28日初诊：处方：党参15g，炒白术15g，炙黄芪40g，当归15g，茯苓15g，炙远志10g，炒酸枣仁12g，广木香6g，龙眼肉12g，淮小麦30g，夜交藤30g，葛根20g，泽泻20g，炙甘草12g，大枣为引，20剂，水煎服，日 1 剂，每日分两次服用。

8 月 5 日二诊：前症减，再服上方 20 剂。

2014 年 10 月 22 日三诊：间断服用上方，前症已愈。

问题

（3）分析方中加葛根、泽泻的功效。

【问题解析】

病例

（1）劳累太过而伤脾，运化失常，气血生化不足，气虚清阳不升，血虚清窍失养。故常感易感疲劳，劳累过度后发病。

（2）气血亏虚证；补益气血，健脾养心。

（3）葛根升举清阳，泽泻健脾利湿。

【学习小结】

眩晕病位在清窍，但与脏腑功能失调密切相关。其病性以虚者居多，但往往各个证候之间相互兼夹或转化，临证亦当辨清虚实寒热，兼有风、火、痰、瘀者，应当酌加平肝息风、化痰逐瘀之药。另外，眩晕当与中风、厥证相鉴别，但眩晕无半身不遂及不省人事、口眼㖞斜，亦无昏仆、四肢厥冷诸症，故不难鉴别。该病气血亏虚证辨证要点为：眩晕动则加剧，劳累即发，面色㿠白，神疲乏力，倦怠懒言，唇甲不华，发色不泽，心悸少寐，纳少腹胀，舌淡，苔薄白，脉细弱，应以补益气血为主，而酌兼其标。

【课后拓展】

1. 阅读理解《灵枢・大惑论》《灵枢・海论》《素问・至真要大论》《伤寒论・辨少阳病脉证并治》《伤寒论・辨太阳病脉证并治》《金匮要略・痰饮咳嗽病脉证并治》《丹溪心法・头眩》有关眩晕的论述。

2. 查阅西医学对本病的认识、研究和进展。

3. 通过对该病的学习，写出学习心悟。

4. 参考阅读：

（1）韩莉 . 李发枝教授治疗眩晕经验介绍［J］. 新中医，2008，40（9）：23.

（2）郭建中，吕娜，韩颖萍 . 李发枝教授运用《金匮要略》当归芍药散治疗糖尿病并发症经验［J］. 中医研究，2016，29（6）：36–39.

第四节　心　悸

心悸是指患者自觉心中悸动，惊惕不安，甚则不能自主的一种病证，临床一半多呈发作性，每因情志波动或劳累过度而发作，且常伴胸闷、气短、失眠、健忘、眩晕、耳鸣等症。病情较轻者为惊悸，病情较重者为怔忡，可呈持续性。本病相当于西医学的心律失常，如心动过速、心动过缓、心房颤动、房室传导阻滞、心功能不全等，表现以心悸为主症者。

【辨治思路】

心悸病机比较复杂，概括起来不外乎本虚与标实两个方面。心悸的发生多因体质虚弱、饮食劳倦、七情所伤、感受外邪及药食不当等，以致气血阴阳亏虚，心神失养，心主不安，或痰、饮、火、瘀阻滞心脉，扰乱心神。李发枝教授认为，归脾汤在治疗本病时，主要是指治疗因心血不足引起的心悸。本方具有益气补血、健脾养心的作用，重在益气，意在生血，用于治疗心悸怔忡，健忘失眠，头晕目眩。心藏神而主血，脾主思而藏意，由于机体摄养不当或思虑过度，劳伤心脾，心血不足，心失所养，心动不安，故见心悸、怔忡。血不养心，心神不宁，则失眠多梦。血虚不能上荣头面，故见头晕，记忆力减退，面色淡白或萎黄，唇舌色淡。血虚不能充盈脉道，则脉象细弱等。临床表现常伴有记忆力减退，头晕，面色不华，倦怠无力，失眠，纳差；舌质淡红，脉象细弱。临证多以益气补血、健脾养心治疗为主，瓜蒌、枳实、半夏、陈皮行气化痰；若阴阳两虚者，合桂枝加龙骨牡蛎汤以益阴通阳，安神定悸。

【典型医案】

病例　张某，男，32岁，2013年12月24日初诊。

［主诉］心慌半年，加重伴胸闷、气短1个月。

［病史］半年前因工作压力大而思虑过度，引起心慌，休息后缓解，未经系统诊治。近1个月来因工作劳累，心慌症状加重，伴胸闷、气短，查心电图示：心率72次/分钟，未见明显异常。欲服用中药治疗，遂来我科门诊求治。

［现症］心慌，胸闷气短，活动后加重，休息可缓解，记忆力减退，少气懒言，面色少华，食欲不振，眠浅易醒，二便调，舌质淡红，苔薄白，脉细弱。

问题

（1）结合病例阐述患者的发病机制。

（2）讨论本案所属证型及治疗原则。

［治疗过程］

2013年12月24日初诊：处方：党参15g，炒白术15g，炙黄芪40，当归12g，茯苓12g，炙远志10g，炒酸枣仁12g，广木香6g，龙眼肉12g，淮小麦30g，夜交藤30g，炙甘草12g，大枣5枚为引，10剂，水煎服，日1剂，每日分两次服用。

2014年1月3日二诊：诸症好转，继续守上方服15剂，煎服法同前，症状基本消失。

问题

（3）分析方中加淮小麦的意义。

【问题解析】

病例

（1）患者因工作压力大而发病，属劳倦得之，劳倦太过伤脾，气血生化乏源，脏腑功能失调；加之思虑过度，心气郁结，阴血暗耗，都可导致心神失养而发为心悸。

（2）心血不足证；补血养心，益气安神。

（3）淮小麦养心安神，与方中大枣、炙甘草合为甘麦大枣汤，可补益心脾，宁心安神。

【学习小结】

心悸的辨证重点是要分清虚实，辨明阴阳盛衰。本病多因体虚劳倦（久病失养或劳伤过度），情志内伤，伤及心脾而致。常见的证型为心脾两虚证，多以益气补血、健脾养心为基本治法，有气滞、痰浊、瘀血、火郁兼证者，可适当兼顾。归脾汤为思虑过度，劳伤心脾，气血不足所致之证而设，该方气血并补，补而不滞，重点补气，气为血之帅，气旺则血生。本病以心中悸动不安为主要临床特点，可配合安神之品，因虚者配以养血安神之品，如病案中处方除归脾汤外，含甘麦大枣汤，仲景于此方后注有“亦补脾气”，为合用该方之基础；实者，多配重镇安神药物，如煅磁石、生铁落等药。

【课后拓展】

1. 阅读理解《素问 · 平人气象论》《素问 · 举痛论》《素问 · 痹论》《伤寒论 · 辨太阳病脉证并治》《金匮要略 · 痰饮咳嗽病脉证并治》《丹溪心法 · 惊悸怔忡》有关心悸的论述。

2. 查阅西医学对本病的认识、研究和进展。

3. 通过对该病的学习，写出学习心悟。

4. 参考阅读：

（1）张佩江，贾玉聪，吴明阳．李发枝临证辨证思维特色简析［J］. 中医杂志，2018，59（22）：1910–1914.

（2）刘晨光，许二平．李发枝教授运用归脾汤经验［J］．中医研究，2013，26（10）：40–41.

（3）吴明阳，孙华妤，张国海，等．李发枝运用归脾汤治疗抑郁症经验［J］．中华中医药杂志，2016，31（1）：124–126.

第五节　胸　痹

胸痹是指以胸部闷痛，甚则胸痛彻背，喘息不得卧为主症的一种疾病，轻者仅感胸闷如窒，呼吸不畅，重者则有胸痛，严重者心痛彻背，背痛彻心。根据本病的临床特点，本病相当于西医学的冠状动脉粥样硬化性心脏病（心绞痛、心肌梗死），其他如心包炎、病毒性心肌炎等，出现胸闷、心痛彻背、短气等症状者。

【辨治思路】

李发枝教授认为，胸痹病机为心脉痹阻，病位在心，其病性以虚者居多，其临床主要表现为本虚标实，虚实夹杂，本虚有气虚、气血两虚及阳气虚衰；标实有血瘀、寒凝、痰浊、气滞，且可相兼为病。胸痹轻者多为胸阳不振，阴寒之邪上乘，阻滞气机，临床表现胸中气塞，短气；重者则为痰瘀交阻，壅塞胸中，气机痹阻，临床表现不得卧，心痛彻背。其病机转化可因实致虚，邪在心胸，胸阳痹阻日久，每可伤气耗血，向气血阴阳虚损证转化，亦有因虚致实者。李发枝教授临证常于方中加芳香、温通、辛散之品，每与益气、养血、滋阴、温阳之品相互为用，标本兼顾。而尤以归脾汤加减治疗该病证属气血亏虚者多见，因心主血脉，心病则不能推动血脉；脾主运化，脾失健运，聚生痰浊，则气血乏源；心脾气血亏虚，心脉失于濡养，可导致心脉痹阻，发为胸痹。归脾汤具有补养心血、健运脾胃之功效，兼痰浊阻滞者可合用栝楼薤白半夏汤，寒凝心脉者合枳实薤白桂枝汤加细辛、蜀椒，气滞心胸者加柴胡、香附、陈皮理气解郁。

【典型医案】

病例 李某，男，65岁，2011年11月29日初诊。

［主诉］胸闷、心悸、心前区疼痛3个月，加重1周。

［病史］患者3个月前因劳累出现胸闷，心悸，心前区压榨样疼痛，每次持续3～5分钟，休息后可缓解。在某医院行心电图负荷试验和动态心电图心电监测，结果提示运动试验阳性，ST段压低，T波倒置，缺血性ST-T改变与胸痛发作时间一致。诊断为“冠心病心绞痛”，给予中西药制剂（具体不详）口服，症状时轻时重。近1周症状加重，故前来我处就诊。

［现症］患者体胖，面色无华，痰多色白，舌质暗、舌体胖大，苔白腻，脉沉缓。

问题

（1）患者劳累过度后发病，休息后可缓解，思考有何意义？

（2）神疲懒言，食欲不振，眠差，有何辨证意义？

［治疗过程］

2011年11月29日初诊：处方：党参15g，炒白术15g，炙黄芪40g，当归15g，茯苓15g，炙远志10g，炒酸枣仁12g，广木香6g，龙眼肉12g，桂枝15g，薤白12g，清半夏12g，炙甘草12g，14剂，水煎服，日1剂，每日分两次服用。

12月14日二诊：患者胸闷、心悸均减轻，心绞痛未发作。继服14剂，患者胸闷、心悸均消失，心绞痛未发作，心电图检查结果正常。

问题

（3）分析方中加桂枝、薤白、清半夏的功效。

【问题解析】

病例

（1）胸闷与心肺等脏腑的气机不畅有着密切关系。劳累发作，因气血阴阳耗损过多，休息则气血逐渐恢复，疾病得以缓解。

（2）患者气虚与血虚并见，因气虚故见神疲懒言；患者年老体弱，气血亏虚，脏腑功能减退，故见食欲不振；血虚心神失养，神不守舍，出现眠差。

（3）桂枝、薤白、清半夏辛温通阳，理气宽胸，化痰散结。

【学习小结】

胸痹临床特征为胸部闷痛，甚则胸痛彻背，短气，喘息，不得安卧。其病因与寒邪内侵、饮食失调、情志失节、劳倦内伤、年迈体虚等有关。其病位在心，但与肺、肝、脾、肾有关。其病机总属于本虚标实，发作期以标实为主，缓解期以本虚为主，本虚为阴阳气血亏虚，标实为瘀血、寒凝、痰浊、气滞交互为患。辨证当分清标本虚实。本着补其不足、泻其有余的原则，实证宜用活血化瘀、辛温散寒、泄浊豁痰、宣通心阳等法；虚证宜以补养扶正为主，用益气通脉、滋阴益肾、益气温阳等法。但临证所见多虚实夹杂，故必须严密观察病情，灵活掌握，辨证论治，按虚实主次缓急而兼顾同治，并配合运用有效的中成药，可取得较好的临床疗效。

【课后拓展】

1. 阅读理解《素问・脉解》《金匮要略・胸痹心痛短气病脉证并治》《症因脉治・内伤胸痛》《证治准绳・心痛胃脘痛》有关胸痹的论述。

2. 查阅西医学对本病的认识、研究和进展。

3. 通过对本病的学习，写出学习心悟。

4. 参考阅读：

（1）李发枝 .《金匮》心痛概念及其部位之我见［J］. 河南中医，1982（6），15–16.

（2）张佩江，贾玉聪，吴明阳．李发枝临证辨证思维特色简析［J］．中医杂志，2018，59（22）：1910–1914.

（3）刘晨光，许二平．李发枝教授运用归脾汤经验［J］．中医研究，2013，26（10）：40–41.

（4）吴明阳，孙华好，张国海，等．李发枝运用归脾汤治疗抑郁症经验［J］．中华中医药杂志，2016，31（1）：124–126.

第六章　补中益气汤证

李东垣是金元四大家之一，创立了脾胃内伤学说。其学术思想注重脾胃，认为诸病皆由脾胃生，强调脾胃的升降功能在各脏腑中占有重要位置，补脾胃不仅适用于脾胃本身的虚弱症状，也适用于肺、心、肝、肾等脏腑病证。其用药善于补脾胃、升阳气，“升阳除湿”法即为其中的常用方法之一。补中益气汤出自李东垣《脾胃论》，由党参、黄芪、白术、炙甘草、当归、陈皮、升麻、柴胡、生姜组成。以甘温之剂补其脾胃，升清降浊，泻其阴火，有补中益气、升阳健脾之功。李发枝教授熟读经典，对东垣脾胃学说推崇备至，尤其对升阳除湿法具有较高领悟和成熟的临床实践。用补中益气汤加减，治疗中气不足引起的诸多病证，李发枝教授将辨证与辨病相结合，用补中益气汤加葛根、黄柏、泽泻、白芍，舌红加炒牛蒡子，治疗颈椎病引起的头痛、头晕、心慌、失眠、手臂麻等疗效显著，其基本病机为久坐伤气，脾失健运，脾虚有湿阻滞中焦，清阳不升，浊阴不降。不管是何种疾病及表现，只要是这个病机，就可以用升阳除湿法治之，效果明显。总之，升阳除湿法是治疗内伤脾胃并重的常用方法，可用于头痛、鼻病、目病、妇女崩漏、带下病等。

第一节　眩　晕

眩是指眼花或眼前发黑，晕是指头晕甚或感觉自身或外界景物旋转。二者常同时并见，故统称为“眩晕”。轻者闭目即止；重者如坐车船，旋转不定，不能站立，或伴有恶心、呕吐、汗出，甚则昏倒等症状。

【辨治思路】

李发枝教授认为，眩晕一病多本虚标实，补中益气汤所治眩晕，证属脾胃虚弱，清阳不升。脾胃为后天之本，营卫气血生化之源。若脾胃因饮食劳倦所伤，运化失司，气血生化乏源，脏腑经络失养，则见四肢倦怠，面色萎黄，纳差，便溏。若脾胃清气不能充养肺气，致肺气虚弱，则见少气懒言，脾肺气虚则见汗出，畏寒肢冷。脾气主升，若中焦气机升降失常，清阳不升，则气血不能濡养头窍，清窍失养，则可致头晕目眩，耳鸣耳聋，头昏不适。故补中益气汤所治眩晕常伴见四肢倦怠、神疲乏力、少气懒言、耳鸣耳聋、纳差、便溏等症，舌淡红或淡胖，苔薄白，脉弱。

【典型医案】

病例　李某，男，58 岁，2013 年 8 月 22 日初诊。

［主诉］头部昏沉、心慌、乏力 3 年余。

［病史］患者 3 年前外出锻炼时出现头晕、视物不清、心慌、面色皖白、汗出，遂至附近医院就诊，测血压：150/100mmHg，辅助检查示：心肌缺血，基底动脉血流量减少。诊断为椎基底动脉供血不足，给予改善循环、活血化瘀治疗半个月，头晕减轻。之后仍间断出现头部昏沉不适，曾口服地芬尼多片、银杏叶片等药物，症状无明显改善。遂来我处就诊。

［现症］头部昏沉，心慌，乏力，纳呆，便溏，舌淡胖边有齿印，苔薄白，脉沉细。

问题

（1）结合病例，试述患者辨证要点。

（2）根据辨证要点，如何辨证？

［治疗过程］

2013 年 8 月 22 日初诊：处方：党参 15g，白术 15g，黄芪 60g，柴胡 10g，升麻 10g，当归 12g，陈皮 6g，葛根 30g，泽泻 30g，黄柏 12g，甘草 12g，7 剂，水煎服，日 1 剂，每日分两次服用。

8 月 29 日二诊：服药后头晕明显减轻，全身较前有力，心慌消失，但晨起活动后仍有头部不适。守上方黄芪用至 80g，泽泻用至 40g，7 剂。

9 月 5 日三诊：头晕消失，纳食正常，时有乏力，大便时溏，舌质淡红，苔薄白，脉细。原方继服 10 剂。

问题

（3）二诊中为何加大黄芪、泽泻的用量？

【问题解析】

病例

（1）①外出锻炼时出现头晕、视物不清、心慌、面色皖白、汗出。②辅助检查示：心肌缺血，基底动脉血流量减少。③给予改善循环、活血化瘀治疗，仍间断发作。④纳呆，便溏，舌淡胖边有齿印，苔薄白，脉沉细。

（2）根据上述辨证要点①②③，可辨为虚证；④可定位为脾胃；患者主要为头晕，综合分析辨证属脾胃气虚，清阳不升。

（3）黄芪益元气而补三焦，为补气诸药之最；泽泻合白术，有泽泻汤之意，具有健脾利湿、祛除痰饮之功。

【学习小结】

李发枝教授认为，饮食不节，脾胃损伤，或劳倦伤脾，气血生化不足，或中气不足，清阳不升，清窍失养，均可发生眩晕。该方证所治眩晕辨证要点：常于劳累后、饥饿或饱餐后易诱发眩晕发作。内伤脾胃之治当遵东垣之法，如《脾胃论·饮食劳倦所伤始为热中论》云：“内伤脾胃，乃伤其气……唯当以辛甘温之剂，补其中而升其阳，甘寒以泻其火则愈矣。经曰：劳者温之，损者温之。又云：温能除大热，大忌苦寒之药，损其脾胃，脾胃之证，始得则热中，今立治始得之证。”黄芪、人参、炙甘草、白术均属辛甘温之药，可补中；升麻、柴胡常用量较少，正如《本草纲目》云：“升麻引阳明清气上升，柴胡引少阳清气上行，此乃禀赋虚弱，元气虚馁，乃劳役饥饱，生冷内伤，脾胃引经最要药。”由于脾失健运，易致痰饮内停，李发枝教授常于原方中加泽泻、葛根、黄柏三味药物，其中泽泻合白术，健脾利湿，祛除痰饮；葛根养阴生津，利湿而不伤阴；黄柏又可燥湿。

【课后拓展】

1. 阅读《素问·至真要大论》《素问·六元正经大论》《灵枢·大惑论》《伤寒论》《素问玄机原病式·五运主病》《景岳全书·眩运》有关眩晕的论述。

2. 查阅西医学对本病的认识、研究和进展。

3. 通过对本病的学习，写出学习心悟。

4. 参考阅读：韩莉.李发枝教授治疗眩晕经验介绍［J］.新中医，2008，40（9）：23.

第二节　腰　痛

腰痛又称“腰脊痛”，是指外感、内伤或外伤等致病因素，导致腰部经络气血运行不畅，或腰部失于精血濡养，引起腰脊或脊旁部位疼痛为主要症状的一种病证。

【辨治思路】

李发枝教授认为，腰痛以本虚标实、虚实夹杂为特点。补中益气汤所治腰痛证属气虚腰痛。本证多因劳累过度、久坐久卧等因素导致气血不足，筋脉失养所致。《素问·痿论》云：“脾主身之肌肉。”说明人身之肌肉的正常功能与脾主运化的功能密不可分。《素问·太阴阳明论》云：“帝曰：脾病而四支不用，何也？岐伯曰：四支皆禀气于胃，而不得至经，必因于脾，乃得禀也。今脾病不能为胃行其津液，四支不得禀水谷气，气日以衰，脉道不利，筋骨肌肉，皆无气以生，故不用焉。”若脾主运化功能失常，则肌肉、骨节、四肢失于濡养，肌肉、骨节、四肢功能障碍，因此，劳累过度耗气伤身，久坐伤肉，久卧耗气，加之腰部肌肉失养，均可致腰痛发生。本方证临床表现常伴有体虚，倦怠乏力，头昏不适，耳鸣，腰痛常于活动后加重，休息后减轻，食欲不振，舌淡体胖，苔白，脉沉细或弦。

【典型医案】

病例　邱某，男，18岁，2013年7月12日初诊。

［主诉］左侧腰痛半年，再发10天。

［病史］患者半年来渐觉左侧腰部肌肉酸困疼痛不适，呈发作性，未见明显下肢放射性疼痛麻木，劳累后加重，不能久坐、久行，休息后腰部酸困疼痛缓解，患者曾服用壮腰健肾中成药治疗，症状稍有缓解，但未愈。10天前患者腰痛发作次数增多，休息后虽减轻，但影响正常学习生活，遂来就诊。

［现症］左侧腰部酸困疼痛，倦怠乏力，膝关节疼痛，食欲不振，时有早醒，二便调，舌淡红，苔薄白，脉沉细。

> 问题
>
> （1）患者劳累后病情加重，思考有何意义？
>
> （2）患者倦怠乏力，食欲不振，有何辨证意义？

［治疗过程］

2013年7月12日初诊：处方：党参15g，白术12g，黄芪60g，升麻10g，柴胡12g，陈皮10g，当归12g，杜仲炭12g，川续断15g，补骨脂12g，防己15g，甘草10g，15剂，水煎服，日1剂，每日分两次服用。

7月30日二诊：腰部疼痛程度减轻，发作次数减少，仍时觉酸困，余症皆减，再服上方加白芍10g，15剂。

8月28日三诊：膝关节疼痛消失，腰痛程度减轻，发作次数明显少，再服上方去防己、白芍，另加骨碎补至15g，30剂。

问题

（3）方中加杜仲炭、川续断、补骨脂、防己的功效是什么？

【问题解析】

病例

（1）患者劳累后病情加重，可辨为虚性疼痛。

（2）患者倦怠乏力，食欲不振，是脾胃气虚、湿邪困脾之征。

（3）杜仲炭能补肝肾，强筋骨；川续断续筋骨，补肝肾，调血脉，善治腰背酸痛；补骨脂补肾助阳；加防己有“防己黄芪汤”之意，意在增强健脾利水消肿之功。

【学习小结】

李发枝教授认为，补中益气汤所治腰痛，可见于西医学之腰椎间盘突出症、腰肌劳损等以腰痛为主要表现者。以往腰痛多遵“腰为肾之府”之理论，从肾虚论治。但单纯运用补肾填精之法有时未能奏效，是因脾胃为气血生化之源，滋养四肢肌肉，使形体健壮；若脾胃虚弱，气血生化乏源，形体官窍失于濡养滋润，则影响筋骨肌肉的正常运动，形体官窍失用。李发枝教授认为，补中益气汤可益气健脾、升举清阳，常于方中加入补肝肾强筋骨之药，常用处方：党参15g，白术15g，黄芪60g，柴胡10g，陈皮10g，当归10g，升麻10g，炒杜仲12g，续断15g，补骨脂12g，甘草10g。虽从脾论治，但仍兼顾补肾，加炒杜仲、川续断、补骨脂补肝肾、强筋骨，以标本兼治。

【课后拓展】

1. 阅读理解《素问·脉要精微论》云：“腰者，肾之府，转摇不能，肾将惫矣。”理解《备急千金要方·腰痛》《丹溪心法·腰痛》《金匮要略》《诸病源候论》《证治要诀》有关腰痛的论述。

2. 查阅西医学对本病的认识、研究和进展。

3. 通过对本病的学习，写出学习心悟。

4. 参考阅读：韩莉，孙飞．李发枝教授治疗腰痛临证经验［J］. 中医正骨，2008，20（10）：76.

第三节　胃缓（胃下垂）

胃缓是指人中气下陷，升降异常，胃脘弛缓，从而出现脘腹痞满，坠胀不舒，胃脘疼痛，辘辘有声等以脾胃虚弱为特点的一种慢性病。西医学称为胃下垂，认为是由于膈肌悬力不足，支撑内脏器官韧带松弛，或腹内压降低，腹肌松弛，导致站立时胃大弯抵达盆腔，胃小弯弧线最低点降到髂嵴连线以下。

【辨治思路】

李发枝教授认为，引起胃缓的发病因素较多，或因饮食失调、劳倦过度、七情内伤，或先天禀赋不足、久病体衰等，终致脾胃虚弱，中气下陷，气机紊乱，升降失常。但其基本病机总属脾胃虚弱，中气下陷。因脾虚失健，纳食减少，形体肌肉失养，患者常形体消瘦，肌肉不坚；脾虚运化失司，气机不畅，常兼夹气滞、痰湿等实证。患者临床症状常表现为：面色萎黄，少气懒言，倦怠乏力，食欲不振，食后腹胀或小腹坠胀，嗳气，或头昏不适，形体消瘦，肌肉不坚，舌淡，苔白，脉弱。

【典型医案】

病例　郭某，女，60 岁，2013 年 8 月 29 日初诊。

［主诉］间断性脘腹疼痛 3 个月。

［病史］3 个月来，患者出现间断性脘腹疼痛，纳食量减少，常有饥饿感，但稍食多则小腹胀，曾服用疏肝理气中药治疗，症状未见明显改善，遂

来就诊。

［现症］脘腹疼痛，纳食量减少，食后小腹坠胀不适，嗳气，时有反酸，二便调，舌淡红，苔薄白，脉沉细。

问题

（1）患者纳食量减少，常有饥饿感，思考有何意义？

（2）患者食后小腹坠胀不适，嗳气，有何辨证意义？

［治疗过程］

2013年8月29日初诊：处方：党参20g，白术12g，黄芪50g，升麻6g，柴胡10g，陈皮6g，当归10g，炒枳壳12g，炙甘草10g，7剂，水煎服，日1剂，每日分两次服用。

9月4日二诊：脘腹疼痛大减，余症均减，续服原方15剂。

10月16日三诊：脘腹疼痛消失，小腹时胀，但仍时有嗳气、反酸，上方加清半夏12g，黄芪加至60g，7剂。

10月30日四诊：小腹不胀，嗳气、反酸基本消失，为巩固疗效，取上方10剂。

问题

（3）分析方中加炒枳壳和清半夏的功效是什么？

【问题解析】

病例

（1）纳食量减少，常有饥饿感，并非实证，与脾胃虚弱互为因果。

（2）食后小腹坠胀不适，结合前述食量尚少，仍有饥饿感，但已出现小腹部坠胀而非胃脘部，疑似脏器下垂；嗳气多由脾胃虚弱或邪气客于胃脘，胃气失和，因而上逆所致。

（3）炒枳壳行气消积除痞，助补气药调气运脾，助阳上升；合白术健脾燥湿，行气消痞；与理气药调理中焦气机，使清升浊降。清半夏燥湿化痰，消痞散结。

【学习小结】

《灵枢·本脏》云:“脾应肉，肉䐃坚大者胃厚，肉䐃么者胃缓，肉䐃小而么者胃不坚，肉䐃不称身者胃下，胃下者，下管约不利。肉䐃不坚者胃缓。”这是有关胃缓的最早论述。李发枝教授认为，胃缓之诊断要点尤须注意：形体消瘦，呈瘦长体型；脘腹疼痛，食后加重，或尤以脐下小腹坠胀不适为著，站立时常可见下腹稍凸起；常伴有嗳气，恶心，纳食量少但有饥饿感，晃动腹部常辘辘有声，倦怠乏力，便秘或腹泻；X线胃肠钡餐造影可见胃下垂。其治法常以补益中气、升阳举陷为主，方选补中益气汤，常于方中加炒枳壳以理气宽中，行气消胀。

【课后拓展】

1. 阅读理解《灵枢·本脏》《黄帝内经太素》有关胃缓的论述。

2. 查阅西医学对本病的认识、研究和进展。

3. 通过对本病的学习，写出学习心悟。

4. 参考阅读：

（1）李东涛 . 论气虚体质的特征［J］. 山东中医杂志，1998（9），5-7.

（2）罗小泉，杨武亮，周至明，等 . 中药枳壳药材的研究概况［J］. 江西中医药大学学报，2006，18（2）：45-47.

（3）邓中光，邱仕君 . 邓铁涛运用黄芪的经验［J］. 北京中医药，1994（1）：5-8.

（4）李锦峰，宋天宝，王建军 . 补中益气汤治疗胃下垂疗效观察［J］. 山西中医，2013，29（3）：13.

第七章　御寒汤证

御寒汤为李东垣所创治方，《兰室秘藏·眼耳鼻门》云："治寒气风邪伤于皮毛，令鼻壅塞，咳嗽上喘之证。"后世医家用之甚少，少见关于此方临床运用的相关报道。原书记载此方药物组成为："黄连一分，黄柏两分，羌活两分，炙甘草三分，佛耳草三分，款冬花三分，白芷三分，防风三分，升麻五分，人参五分，陈皮五分，苍术七分，黄芪一钱。"御寒汤的组方及药物选用贯穿了李杲"内伤脾胃，百病由生"及"脾胃气虚，清气下陷，阴火上升"的学术思想。李杲认为，"寒气风邪伤于皮毛，令鼻壅塞，咳嗽上喘之证"的产生，实为脾胃气虚、肺卫不固所致，即"脾胃一虚，肺气先绝"，故选用黄芪、人参甘温益气，实肺固表；脾胃气虚，运化失职，湿邪滞留，故用苍术运脾燥湿，陈皮健胃调中，佐以升麻一引胃气上腾，复其本位，二则助辛甘之味，以引元气上升以固本；羌活、防风、白芷辛温疏散风寒，佛耳草、款冬花止咳、平喘以治标；黄连、黄柏苦寒泄热，以降痰火；诸药合用，可收益气固本、解表止咳的效果。

李发枝教授对御寒汤的理解与运用有两个特点：一是外感、鼻炎虽属小恙，但由于抗生素的滥用及医学知识的普及，一有发热、咳嗽，有的患者动辄在药店自行购买清热解毒口服液、板蓝根冲剂、止咳糖浆，或到医院输液治疗，求治于中医治疗者，往往是久治不愈，形成缠绵数日的感冒或慢性鼻炎。苦寒之品过服伤胃，易致脾胃气虚，运化失职，致使湿邪内生，升降失常，外则清阳不充，自汗出，易感风寒；内则清阳不升，浊阴不降，九窍为之不利，可见鼻塞、打喷嚏、流清涕、目赤等症。二是对方中款冬花的认识，不仅是“润肺化痰，止咳”，还有“温肺止嗽”的重要功能。一般医者见方中已有几味止咳药，就认为此药可有可无，仅仅知道它有止咳的作用。李发枝教授在御寒汤的运用中更强调其“温肺”作用，方证相应，此药并非可有可无。

李发枝教授运用此方的辨证要点：易出汗，鼻塞，流清涕，打喷嚏；舌质淡，苔薄白，脉浮沉或沉弦。加减：吐黄痰或痰黏难咯，加冬瓜子、鱼腥草，加大黄芩用量，清肺热以化痰；若咽痒、咳嗽有痰，加桑叶、金银花、桔梗、浙贝母；胸闷、多痰、动则气喘，加瓜蒌 20g，葶苈子 30g，以宽胸理气，泄热平喘；发热加柴胡 20 ～ 30g；胃纳不佳，脾虚有湿有热，加半夏、干姜；头痛加葛根、泽泻。

李发枝教授用御寒汤加减治疗过敏性鼻炎、体虚感冒、汗证、头痛、头晕、耳鸣等，在中医学辨证论治思想指导下，凡属肺脾气虚、表卫不固、湿热内蕴之证，均可加减使用。本节重点介绍鼻鼽与头痛的治疗，咳嗽等疾病将在其他章节中论述。

第一节 鼻 鼽

鼻鼽是指以突然和反复发作的鼻痒、连续喷嚏、流清涕、鼻塞为特征的疾病。西医学的变应性鼻炎等属于本病范畴。可有过敏史及家族史，临床症状具有突发性和反复发作的特点。以鼻痒、阵发性喷嚏、大量水样鼻涕、鼻塞为主要表现，或伴有眼痒、咽痒、腭痒等症状。局部检查：发作期鼻黏膜多为苍白、灰白或浅蓝色，亦可充血色红，鼻甲肿大，鼻腔有较多水样分泌物。间歇期上述体征多不明显。其他检查包括免疫学检查，如皮肤变应原测试、血清 IgE 检测等，有助于本病的诊断。

【辨治思路】

李发枝教授认为，鼻鼽相当于西医学的过敏性鼻炎，常反复发作，经久不愈。李发枝教授辨治该病注重辨别患者的寒热虚实，针对患者不同病机选方用药。若肺脾气虚，湿热内蕴，复感外邪，治以益气清热，宣肺祛湿，方选李东垣《兰室秘藏·眼耳鼻门》之御寒汤。李发枝教授临证运用御寒汤治疗鼻鼽之用药特色及诊治经验如下：若患者之清涕伴见黄涕，但并非全为黄涕，此时患者虽有化热迹象，但并非完全化热，可于原方中加清肺化痰之冬瓜子、鱼腥草；鼻塞较重者，加细辛 3g，一般来说，细辛用量不必过大。有口腔溃疡复发病史及便溏的患者，可在原方基础上加清半夏 20 ～ 30g，干姜 9 ～ 12g；有白或黄痰，或虽为黄或浊痰，但痰不甚黄，此时患者兼有热化或化热，可于原方中酌加黄芩用量 12 ～ 20g，另加鱼腥草 30g，冬瓜子 30g；鼻不闻香嗅，李发枝教授谓之“鼻聋”，鼻聋者可酌加麻黄 3 ～ 6g，此有东垣丽泽通气汤之意。妇人更年期出现烘热汗出，方中黄芩易为黄柏 10 ～ 12g；春季以加佛耳草为佳；老年男性，小便不利、尿后余沥、尿等待症状明显者，宿有心脏疾患，如高血压、心功能不全、前列腺疾病患者，麻黄使用宜谨慎，若必须使用，患者可酌情少量频服，一剂中药可分 7 ～ 8 次，甚或 10 余次（这样可增效减毒）。糖尿病患者鼻鼽表现为御寒汤证者，重用苍术、黄连，可分别用至 30g 和 10g。项、肩、臂僵痛酸胀症状明显者，羌活用量酌加为 10 ～ 15g，葛根 20 ～ 30g，泽泻 20 ～ 30g。

【典型医案】

病例　刘某，女，29 岁，2015 年 4 月 6 日初诊。

［主诉］间断性鼻塞 1 月余。

［病史］患者平素易汗出，受凉后易感冒。1 个多月前因不慎受凉后出现鼻塞，伴流清涕、打喷嚏，遇冷空气加重，于某市级医院就诊，被诊断为过敏性鼻炎，自服清热解毒口服液、双黄连口服液、开瑞坦等，症状稍微缓解，但鼻塞仍有间歇性发作，流清涕、打喷嚏呈阵发性，偶发咳嗽，今为求中医

治疗，遂来我处就诊。

［现症］鼻塞，流清涕，打喷嚏，自汗，偶发咳嗽，时有黄痰，舌质淡，苔薄黄，脉沉紧。

问题

（1）患者平素易汗出，受凉易感冒，这一病史有何意义？

（2）过敏性鼻炎这一诊断，对中医辨病与辨证有何意义？

［治疗过程］

2015年4月6日初诊：处方：羌活6g，白芷6g，防风10g，升麻6g，黄芪60g，苍术18g，黄芩20g，黄连3g，陈皮6g，款冬花10g，苇茎30g，桃仁10g，冬瓜子30g，薏苡仁30g，鱼腥草30g，当归10g，甘草15g，5剂，水煎服，日1剂，每日分两次服用。

4月11日二诊：前症减，处方：羌活6g，白芷6g，防风10g，升麻6g，黄芪50g，苍术12g，黄芩10g，黄连3g，陈皮6g，款冬花10g，炒紫苏子20g，冬瓜子30g，鱼腥草30g，当归10g，麻黄6g，甘草15g，10剂，日1剂，分两次温服。

4月21日三诊：昨天因不慎受凉后诸症加重，便溏，再服上方加干姜12g，12剂，日1剂，分两次温服。

5月4日四诊：晨起流清涕打喷嚏、咳嗽吐黄痰均有好转，处方：羌活6g，白芷6g，防风10g，升麻6g，黄芪50g，苍术18g，黄芩10g，黄连3g，陈皮6g，款冬花10g，炒紫苏子20g，冬瓜子30g，鱼腥草30g，鹿角霜10g，麻黄6g，甘草15g。

问题

（3）二诊中为何加麻黄？

（4）三诊中为何加干姜，四诊中为何加鹿角霜？

【问题解析】

病例

（1）平素易汗出、受凉易感冒病史：脾肺气虚，卫外不固，致津液外泄而易汗出，外邪侵袭，最易伤及体虚之人。

（2）过敏性鼻炎是一种变态反应性炎症，又称常年变态反应性鼻炎、血管舒缩性鼻炎。临床多表现为：阵发性鼻痒、打喷嚏，时流出大量水样鼻涕或少而稠，或成脓性；间歇或持续性，单侧或双侧鼻塞；嗅觉减退或消失，可伴见头痛、耳鸣、流泪、声嘶、慢性咳嗽等症状。中医辨病为鼻鼽，常因肺气亏虚，卫表不固，外邪风冷乘袭，津液停聚所致。

（3）麻黄宣肺散寒，虽然患者有汗出，但黄芪补气固表之力强，不会引起汗出过多之症。

（4）治疗过程中因不慎受凉，伤及脾阳致便溏，故加干姜以温中散寒；督脉为“阳脉之海”，总督一身阳气，且循行于鼻，是清阳输注鼻窍之通道，鹿角霜为血肉有情之品，可温补督脉。

【学习小结】

鼻鼽相当于西医学的过敏性鼻炎，常反复发作，经久不愈。鉴别诊断：伤风鼻塞有鼻痒、喷嚏、流水样鼻涕和鼻塞；但伤风鼻塞不具有突然发作、很快消失的特点，可伴发热、恶寒等全身症状，病程较短。随着医药知识的普及，患者常于药店自购清热解毒类中成药口服，中医所治疗者，往往是久治不愈、迁延数日者。然苦寒之品过服伤胃，易致脾胃气虚，运化失职，致使湿邪内生，升降失常，外则清阳不充，易感风寒；内则清阳不升，浊阴不降，九窍为之不利，可见鼻塞、喷嚏等症状。东垣之御寒汤加减治疗此类鼻鼽，确有良效。若外寒明显者，当治以宣肺化饮；病情迁延不愈，入里化热者，宜治以清泄郁热。

【课后拓展】

1. 阅读理解《礼记·月令》《素问·脉解》《灵枢·五阅五度》《灵枢·脉度》《杂病源流犀烛·鼻病源流》《素问玄机原病式》《济生方》《证治汇补·伤风》有关鼻鼽论述。

2. 查阅西医学对本病的认识、研究和进展。

3. 通过对本病的学习，写出学习心悟。

4. 参考阅读：

（1）刘景超，郭凤鹏，李发枝．李发枝运用李杲御寒汤临证举隅［J］．中医杂志，2012，53（19）：1640-1641.

（2）樊建平．李发枝教授治疗过敏性鼻炎经验［J］．中国中医药现代远程教育，2015，13（6）：23-24.

（3）刘晨光，许二平，李发枝．李发枝治疗鼻窒经验［J］．中医杂志，2013，54（13）：1096-1097.

第二节　头　痛

头痛是临床常见的自觉症状，可单独出现，亦见于多种疾病的过程中。头痛可分为两大类：一类是因外感六淫、内伤杂病而引起的，一类是属于某一疾病过程中出现的兼症，可见于西医学内、外、神经、精神、五官等各科疾病中。

【辨治思路】

李发枝教授认为，头痛有外感与内伤之分，御寒汤所治之头痛多以虚为主，或虚实夹杂。临证从气虚、感受外邪两方面进行辨证论治，均能取得较好疗效。中医学认为，头为“诸阳之会”，又称“清阳之府”，居人体之最高位，五脏精华之血、六腑清阳之气皆上注于头。若气虚，清阳不升，头窍失养而致头痛；外邪上犯清空，阻遏清阳，清阳之气受阻，壅滞经络，经脉不通，发为头痛。故治疗以益气祛风为主，兼以散寒、清热、祛湿。李发枝教授临证运用御寒汤治疗头痛之用药特色及诊治经验如下：此类头痛本为气虚而致清阳不升。外因为风寒外袭，内因为气虚，属气虚、复感外邪之证，患者表现为平素易感冒，易汗出，头痛遇风寒易发作或加重，甚则疼痛连至项背，或伴见喷嚏、流涕、舌苔薄白、脉浮紧等风寒在表之证；李发枝教授亦注重对引经药的应用，于本方中常加葛根、柴胡、蔓荆子、藁本等引经药，以提高临床疗效。

【典型医案】

病例 张某，女，20岁，2013年6月24日初诊。

［主诉］左侧头痛两年。

［病史］平素易汗出、感冒，患者两年前因受风寒后患感冒，出现畏风寒、鼻塞、流清涕、头痛，自行服药治疗后感冒愈，但遗留有左侧头痛，受风寒后头痛加重，伴左下肢外侧疼痛，左肩部不适，劳累后加重（2013年6月13日查MRI示：$C_4 \sim C_7$椎间盘膨出）。

［现症］左侧头痛，遇风寒加重，左下肢外侧痛，易汗出，舌质淡，苔薄白，脉浮、沉取无力。

> 问题
>
> （1）患者头痛发病的机制何在？

［治疗过程］

2013年6月24日初诊：处方：羌活10g，白芷10g，防风10g，升麻10g，黄芪60g，苍术15g，黄柏12g，黄连3g，党参15g，葛根20g，泽泻20g，甘草12g，12剂，水煎服，日1剂，每日分两次服用。

7月16日二诊：头痛已止，余症均减。上方加白芍20g，14剂。

问题

（2）方中为何加葛根、泽泻两药？

【问题解析】

病例

（1）患者因受风寒后患感冒，感冒愈，但遗留有头痛。平素易汗出、感冒，提示机体肺气虚；因风为阳邪，易袭阳位，风邪夹寒邪上犯颠顶，经络气血阻滞，清阳之气受阻，故见受风寒后头痛加重。

（2）患者左下肢疼痛，结合辅助检查 C_4 ～ C_7 椎间盘膨出，常加葛根、泽泻，合原方中黄柏，临床用之效佳，葛根既能升发脾胃清阳之气，又可解肌舒筋，泽泻健脾渗湿，意在给邪以出路。

【学习小结】

御寒汤所治疗之头痛患者，常有易感冒、自汗、舌质淡、苔薄白、脉浮、沉取无力等气虚表现，而其多为感受风寒之邪所诱发或加重。缘“风为百病之长”“寒邪最易伤人”，本病病机属气虚外感，李发枝教授临证从该病机特点辨治，注重方证辨证，选用东垣御寒汤加减治疗，具有益气健脾、祛风散寒之效。

【课后拓展】

1. 阅读理解《素问·五脏生成》《素问·奇病论》《伤寒论》《丹溪心法·头痛》《医林改错·头痛》有关头痛的论述。

2. 查阅西医学对本病的认识、研究和进展。

3. 通过对本病的学习，写出学习心悟。

4. 参考阅读：闫磊，郭会军．李发枝教授运用御寒汤治疗艾滋病气虚感寒证经验［J］．中华中医药杂志，2014，29（11）：3465-3466.

第八章　谷精草合剂证

谷精草合剂系陕西中医学院（今陕西中医药大学）韩天佑老先生所创，发表于《新中医》1974年第1期，题目为《用谷精草合剂治疗鼻渊简介》。韩天佑先生认为鼻渊在临床上可分为寒、热、虚、实四型，本病的治法，古人提出了“寒者热之，热者清之，塞者通之，壅者散之”的原则。根据本病多由风火上郁清窍，“胆移热于脑”的理论，认为肝与胆相表里。本病与肝经有关，故用治疗眼病的方药谷精草合剂为主，治疗风火上郁清窍型鼻渊，收到满意的效果。处方：谷精草六钱，蔓荆子五钱，白芷一钱半，防风一钱，草决明三钱，甘菊花三钱，青葙子三钱，密蒙花三钱，夜明砂三钱，金蝉花（如缺金蝉花可用蝉蜕代替）二钱，钩藤二钱，木贼二钱，辛夷花一钱。

本方名为谷精草合剂，大都是平肝、清热之品，其主要作用是清肝经之热，祛风安脑，利窍通郁。本方能治鼻渊，是因为肝与胆相表里，治肝即是治胆，并以古人所说的“胆移热于脑”理论为依据。方中谷精草、蔓荆子除肝经之风；防风、白芷、桑叶、甘菊花清肝肺之热，并治头痛眩晕；青葙子、密蒙花、夜明砂、草决明、木贼清肝火，兼清血分之热；钩藤镇惊安神，平息肝风；诸药配合，以收清热、祛风和血镇惊之效。

李发枝教授博览群书，博采众方，在学习中每遇好的理论、好的方子，只要理论上站得住、说得通，疗效确切，都在临床上运用之。尤其可贵的是，每次出现较好疗效，得到患者或学生的赞誉时，李发枝教授都会认真地告诉学生处方来源，这体现了一代名医大家宽广的胸怀。

李发枝教授受到韩天佑先生的启发，紧紧抓住“风火上郁清窍，胆移热于脑”的病机，用谷精草合剂加减治疗风火上炎的头面部疾病，如反复外感所导致的额窦炎、上颌窦炎、筛窦炎等，疗效颇佳。其辨证要点为：热性体质（小儿表现尤其突出，经常有眼屎、大便干、好发扁桃体炎），头部胀痛，前额或眉棱骨及午前痛甚，遇热加重，鼻塞流黄涕，额窦、上颌窦、筛窦处有压痛等。

李发枝教授紧紧把握谷精草合剂证的病机总纲，在运用时根据病情加减变化。如素体气虚，经常感冒、出汗，发则咳嗽流黄涕，则合御寒汤加减；素体热盛，发则咳嗽吐黄痰，则合麻杏石甘汤加减。

特别需要指出的是，在治疗小儿抽动症的过程中，李发枝教授一直用甘麦大枣汤合升降散加减，每每收效，其学生黄牲系儿科大夫，跟师李发枝教授学习后受其学术思想影响较深，根据抽动症系肝风内动的病因，考虑到谷精草合剂治疗肝经郁热上炎，将谷精草合剂前四味（谷精草、木贼、青葙子、辛夷花）与甘麦大枣汤合用，治疗小儿抽动症，疗效优于单纯用甘麦大枣汤合升降散。李发枝教授临床验证后大力推荐（后面专门论述）该方，体现了大家风范。

第一节　鼻鼽（风热上壅证）——变应性鼻炎

鼻鼽是指以突然和反复发作的鼻痒、连续喷嚏、流清涕、鼻塞为特征的疾病，病史可有过敏史及家族史，临床症状具有突发性和反复发作的特点，以鼻痒、阵发性喷嚏、大量水样鼻涕、鼻塞为主要表现，或伴有眼痒、咽痒、腭痒等症状。局部检查：发作期鼻黏膜多为苍白、灰白或浅蓝色，亦可充血色红，鼻甲肿大，鼻腔有较多水样分泌物。间歇期上述体征多不明显。其他检查：免疫学检查如皮肤变应原测试、血清 IgE 检测等有助于本病的诊断。

【辨治思路】

随着工业化进程的加快和人们生活质量的提高，变应性鼻炎的发病率近年来逐步上升，城市居民尤甚。其中相较成人而言，小孩的患病率更高。本病的发生与环境的改变密切相关。李发枝教授将鼻鼽的成因分为三型：①卫气亏虚，风寒袭肺。②外寒内饮。③风热上壅。风热上壅是本病的重要证型。风热之邪（各种过敏因素）伤人，首先犯肺，肺之宣发功能失调，致使肺之外窍（鼻）常先致病，出现鼻塞、鼻痒、打喷嚏、流清涕或浊涕等症状。太阳、阳明经受邪，外邪阻滞，阳气受郁，经气出入不利，可导致水液输布失常（鼻流清涕或黄涕、白涕）。同时，肺鼻之气的疏通畅达，有赖于肝主疏泄功能的正常发挥，若伴有肝失疏泄，气机郁滞，则化热生风，风火相煽，致使肺鼻郁热更重，火热尤甚。所以本方证的辨证要点为风热上壅。

本方证对应变应性鼻炎风热上壅证，其临床表现为：发作性鼻痒，喷嚏连作，清涕量多或为黏稠涕，头痛，头昏，鼻塞不通，不闻香臭，甚则嗅觉消失，鼻黏膜偏红、肿胀，鼻茎部发胀或眼珠胀痛，口干，舌红，苔薄白或薄黄，脉数。治疗上避免一味地寒凉泻下（鼻为轻灵之窍），而以疏散肝（胆）经风热、宣通鼻窍为原则。

处方：谷精草 10g，木贼 9g，青葙子 10g，辛夷花 12g，僵蚕 6g，蝉蜕 12g，麻黄 6g，桔梗 10g，黄芩 10g，蒲公英 30g，羌活 6g，白芷 10g，甘草 10g。

加减：若伴咳者加冬花，吐黄痰者加冬瓜子，兼喘者加白果，发热者重用柴胡，汗多者加霜桑叶，肺热甚者加白芍、鱼腥草，眼屎多者加霜桑叶、菊花。

【典型医案】

病例 牛某，女，7 岁半，2014 年 2 月 24 日初诊。

［主诉］鼻痒、鼻塞，流清涕或白黏涕 3 日。

［病史］3 日前无明显诱因出现鼻塞、流清涕、打喷嚏。有过敏史，曾测

过敏原，对猫毛、灰尘等多种物质过敏（具体未见检查单，不详）。鼻腔喷入“辅舒良”2日，效不佳，1日前出现咳嗽。

［现症］咽红，偶咳，舌边尖红，苔薄黄，脉浮数。

问题

（1）鼻鼽与风的关系是什么？

（2）鼻鼽与肺的关系是什么？

（3）鼻鼽与肝胆的关系是什么？

［治疗过程］

2014年2月24日初诊：处方：谷精草10g，木贼10g，青葙子10g，辛夷花10g，僵蚕10g，蝉蜕10g，白芍20g，葛根12g，麻黄6g，款冬花10g，甘草10g，7剂，水煎服，日1剂，每日分两次服用。嘱家长勿使患儿服用清热解毒类中成药，服药期间禁食水果、蜂蜜、辣椒、羊肉等食物。

3月3日二诊：服上药后前症大减，仍稍咳，善太息。处方：谷精草10g，木贼10g，青葙子10g，辛夷花10g，僵蚕10g，蝉蜕10g，白芍20g，葛根12g，麻黄6g，款冬花10g，杏仁10g，淮小麦15g，甘草10g，大枣5枚为引，7剂，水煎服，日1剂，每日分两次服用，饮食宜忌同前。

3月10日三诊：前症大减，另有眼睑红肿。上方加黄芩10g，黄连3g，蒲公英15g，10剂，日1剂，水煎服，饮食宜忌同前。

问题

（4）思考风药在“鼻鼽”发病中的重要性。

（5）僵蚕、蝉蜕在配伍中的作用是什么？

（6）“善太息”有何临床意义？

【问题解析】

病例

（1）本病的症状中出现“流鼻涕，打喷嚏，鼻痒”，有着风邪致病的典型特征。李发枝教授擅长治疗呼吸道疾病，“从风论治”是李发枝教授治疗外感病、内伤病的一大特色。

（2）在脏腑联系上，肺在窍为鼻，《灵枢・五阅五使》云：“鼻者，肺之官也。”从这点而言，鼻鼽的发生与肺的功能密切相关。《灵枢・脉度》云：“肺气通于鼻，肺和则鼻能知臭香矣。”肺的功能正常发挥，则鼻窍通畅，反之则可能发生异常反应。

（3）鼻鼽的发生与阳气不足有着密切关系。肝通于春气，春季乃阳气升发的重要时节；肝经与督脉相通，督脉为诸阳之会。肝胆对阳气的升发具有重要的作用。阳气不足，卫表不固，邪气从皮毛而入则犯肺，鼻也为之不利。

（4）使用风药，既可以祛除风邪，使药物直达病所，宣通鼻窍；又可以使人体的清阳上达颠顶，濡养鼻窍，从根本上对本病起到治疗作用。

（5）风邪在鼻鼽发病中占有主要因素，僵蚕、蝉蜕为血肉有情之品，具有走窜通达、疏逐搜剔之特性，对内外风邪侵扰导致的疾病具有很好的治疗作用。

（6）“善太息”为抽动症的一种表现，这个症状在此仅指儿童，所以二诊处方中加入甘麦大枣汤以缓肝急。

【学习小结】

本方证的治疗，充分体现了李发枝教授的辨治要点与用药特色：鼻鼽六经辨证主要在太阳，次在阳明；脏腑辨证与肺、肝（胆）有关。治法上相应偏重于辛凉发散，使宣肺与祛除肝胆经风热相结合，用药上避开一派苦寒辛凉之品，宣降有度，调畅气机运行，从而使气机输布正常，鼻鼽自止。

本方名为谷精草合剂，大都是平肝胆、清湿热、辛凉祛风之品，其主要作用是清肝（胆）经风热，宣通鼻窍。本方能治鼻鼽，是因为肺鼻之气的疏通畅达依赖于肝主疏泄功能的正常发挥，若外受风热之邪伴内有肝失疏泄、气机郁滞，则化热生风，风火相煽，致使肺鼻风热更重。方中以谷精草、青葙子除肝经之风；辛夷花清肝肺之热，并治头痛眩晕；木贼清肝火，兼清血分之热；白芍补血敛肝；僵蚕、蝉蜕解郁宣透，降火泄热；羌活、白芷祛风和卫。诸药互相配合，以收清热祛风通窍之效。

【课后拓展】

1. 阅读理解清代郑钦安《医法圆通》鼻流清涕论及清代陈士铎《辨证录·鼻渊门》等文献对“鼻鼽”的认识。

2. 查阅西医学对本病的认识、研究和进展。

3. 通过对本病的学习，写出学习心悟。

4. 参考阅读：

（1）刘晨光，许二平，李发枝.李发枝治疗鼻窒经验［J］.中医杂志，2013，54（13）：1096–1097.

（2）《景岳全书·杂证谟》有关痴呆的论述。

第二节　抽动－秽语综合征

抽动－秽语综合征（抽动症），又称冲动性肌痉挛、进行性抽搐、多发性抽动综合征、Brissald 综合征、Tourette 综合征等，本病 1825 年由 Itarb 首先报道，1885 年 Tourette 率先对本病进行系统描述。本病始自儿童、青少年，临床特征是以进行性发展的多部位运动抽动和发声抽动为主要特征。一般首发症状为简单的运动抽动，以面部肌肉的抽动最多，呈间断性，少数患者的首发症状为简单的发声抽动。随着病程进展，抽动的部位增多，逐渐累及肩部、颈部、四肢或躯干等部位，表现形式也由简单的抽动发展为复杂抽动，由单一运动抽动或发声抽动发展为两者兼有，发生频度也增加，其中约 30% 出现秽语症或猥亵行为。多数患者每天都有抽动发生，少数患者的抽动呈间断性，但发作间隙期不会超过 2 个月。病程持续迁延，超过 1 年以上，对患者的社会功能影响很大。此病也有以间断性腹痛或其他症状为主诉就诊的，如果对该病认识不深，容易造成误诊。

【辨治思路】

中医学古代文献中尚未发现此病的病名记载,《小儿药证直诀·肝风有甚》云:“凡病或新或久,皆引肝风,风动而止于头目,目属肝,风入于目,上下左右如风吹,不轻不重,儿不能胜任。”对此类病证症状的记载与抽动症颇为相似。李发枝教授认为,此病病因不明,或先天禀赋,或感受外邪,或情志不遂,近年来电子产品的过度使用,也是不可避免的因素。李发枝教授认为,本病多由肝风内动,加之脾虚生痰,风动痰扰,使心神不宁而引发。本病总体来说偏于热,证属风热上扰。尤其需要注意的是,李发枝教授对有部分患儿以间断性腹痛为主诉就诊,各种检查无阳性结果,伴或不伴抽动症状,他认为也是抽动症的一种表现。李发枝教授治疗本病基于多年的经验,采用辨病论治,辨病与辨证相结合,方选谷精草合剂、升降散合甘麦大枣汤加减。甘麦大枣汤为汉代《金匮要略》方,由甘草、小麦、大枣三味药组成,能治疗“妇人脏躁,喜悲伤欲哭,象如神灵所作,数欠伸”,心主血而藏神,脾主思而藏意,心得血则神专所用,脾胃虚弱则精微不化,无以奉心,致使心血不足,神无所依而见心神不定,情绪不稳,多动不安等。甘麦大枣汤补养心脾,缓急和中;清代医家杨栗山推崇古方,运用古方升降散“救大证,怪证,坏证,危证”而活人无数,以该方为总方而著《伤寒瘟疫条辨》,从而使古方升降散广为后世医家所知,近代名医蒲辅周、赵绍琴等均对该方倚重有加,李发枝教授在治疗抽动症时,取此方僵蚕、蝉蜕两味药:升降散法气之升降而立方,僵蚕味辛苦气薄,喜燥恶湿,得天地清化之气,轻浮而升阳中之阳,故能胜风除湿,清热解郁;蝉蜕气寒无毒,味咸且甘,为清虚上品,能祛风胜湿,涤热解毒。治疗原则一方面祛除肝经风热,另一方面健脾养心神。

主症:挤眉弄眼,咧嘴,耸肩,仰膀,肢体抽动,口出异声。

兼症:面红目赤,烦躁易怒,发作频繁,抽动有力,大便秘结,小便黄,舌红,苔黄,脉弦数。

方药组成:谷精草 10g,木贼 6g,青葙子 10g,辛夷花 12g,僵蚕 10g,蝉蜕 10g,白芍 20g,葛根 20g,淮小麦 30g,甘草 15g,大枣 5 枚为引。

加减：婴幼儿伴有夜啼者，加灯心草，上药用量减半，煎汤代茶饮；大便秘结者加大黄；清嗓频繁者，加桔梗；腹痛者白芍可用至 30g；咳嗽者加麻黄、款冬花。

【典型医案】

病例　祁某，男，5 岁，2013 年 7 月 26 日就诊。

[主诉] 眨眼、耸鼻 1 年。

[病史] 1 年前无明显诱因出现眨眼、耸鼻，时有面部抽动，精神紧张时症状明显。曾求治于西医，服用药物（不详），效果不佳。

[现症] 舌淡红，苔薄黄，脉弦。

问题

（1）先天禀赋与抽动症发病的关系是什么？

（2）抽动症与风的相关性是什么？

（3）抽动症与肝脏的关系是什么？

[治疗过程]

2013 年 7 月 26 日初诊：处方：谷精草 10g，木贼 10g，青葙子 12g，辛夷花 12g，僵蚕 10g，蝉蜕 12g，葛根 20g，白芍 20g，淮小麦 30g，甘草 10g，大枣 5 枚为引，12 剂，水煎服，日 1 剂，每日分两次服用。

7 月 29 日二诊：前症减，再服上方 12 剂。

8 月 9 日三诊：症再减，再服上方 15 剂。

问题

（4）谷精草、木贼、青葙子、辛夷花四味药在本方中的配伍意义？

（5）甘麦大枣汤在本方中的配伍意义？

（6）升降散在本方中的配伍意义？

（7）葛根、白芍在本方中的配伍意义？

（8）本病的辨治要点体现了病与证的何种关系？

【问题解析】

病例

（1）《医学正传·小儿科》云："夫小儿之在胎也，母饥亦饥，母饱亦饱，辛辣适口，胎气随热……皆能令子受患。"小儿之形体所成，皆始于父母二精相合，若父之精血不足，母之气血虚弱，则致小儿先天禀赋不足，这是抽动症发病的重要因素。

（2）《素问·风论》云："风者，百病之长也。"《临证指南医案》云："盖六气之中，唯风能全兼五气。"若外感风邪，侵袭肌表，入里化热，耗伤气血津液，出现阴阳偏颇，引触痰热，内扰心神，引触内亢之肝阳，致使风阳鼓动，发为本病。"高颠之上，唯风可到"，故头面部症状多见。

（3）因小儿肝常有余，肝为刚脏，体阴而用阳，喜条达而主疏泄，为风木之脏，主藏血，藏魂，主筋，主风，其声为呼，其变动为握，开窍于目，且所有的面部表现皆是肝经所循行的部位。故肝风妄动之不由自主动作，如挤眉眨眼、皱鼻、咧嘴、摇头、仰颈、耸肩，以及怪声等，均与肝病有关。

（4）谷精草、木贼、青葙子入肝经疏肝风，清肝火；辛夷花入肺通窍祛风，能防"风邪犯肺，引动肝风"。此四味药本为李发枝教授治疗胆经风热所致之头痛、鼻塞、流浊涕、眼口干燥之专用药物，后将此四味药加入甘麦大枣汤，用于抽动症的治疗，疗效甚佳。

（5）甘麦大枣汤仲景用于治疗"妇人脏躁，喜悲伤欲哭，象如神灵所作"，与本证实有相似之处，土和则木达。其功效类似于钱乙治疗抽风时使用灶心土，"以土治水，木得其平则风自止"。

（6）僵蚕、蝉蜕为升降散主药，在本方中既可入肺解表，除外风，又可入肝柔肝泄热以息风，实为治疗之要药。

（7）葛根、芍药润燥缓筋之挛。

（8）"病"和"证"既有区别，又密切相关，辨病与辨证结合运用，既识病，又辨证，既可把握疾病的发展规律，注意不同疾病的不同特点，又能考虑到患者的个体差异，并注意到不同疾病在某些阶段所表现的共同证候。因此，辨病论治和辨证论治既不可相互割裂，也不可相互代替，二者相结合，是目前中医临床最常用的诊治疾病的方法。

【学习小结】

辨证论治与辨病论治相结合，是本病治疗的一大特色。特定的病因、病机和症状，因而显示其特异性，治疗上把握其特异性而需要相应的治法和方药，称为特异性治法，也是方证辨证精髓的体现，属于李发枝教授“专方专药辨病论治”体系的一部分。

【课后拓展】

1. 阅读理解《素问・病机十九条》《素问・五脏生成》有关肝的论述。

2. 查阅西医学对本病的认识、研究和进展。

3. 通过对本病的学习，写出学习心悟。

4. 参考阅读：

（1）周正 . 李发枝治疗儿科疑难杂症验案 4 则［J］. 中医研究，2014，27（12）：34–37.

（2）张国海 . 李发枝辨证施治撷英［J］. 上海中医药杂志，2015，49（4）：28–30.

第三节　面肌痉挛

面痉肌挛指面神经所支配的肌肉发作性、阵挛性无痛性收缩，常始于眼轮匝肌，随即波及口轮匝肌，几个月至几年内逐渐加重。严重者整个面肌及同侧颈阔肌均可发生痉挛，眼轮匝肌严重痉挛时眼睛不能睁开。安静时减轻，情绪紧张、疲劳激动时加重，睡眠时消失。但应除外动脉瘤、动静脉畸形或脑瘤、面神经炎累及脑干内神经核团，形成类似癫痫病灶，而产生面部肌肉的发作性抽动，外伤肿瘤或外科手术后出现患侧面肌痉挛。

面肌痉挛属于中医学“筋惕肉瞤”“颜面抽搐”“瘛疭”“胞轮振跳”“筋急”“痉证”“风证”“风搐”“面风”等范畴，亦可见于痹证、惊风等，病位在肌肉筋脉，多以抽动、收引为特征，其典型症状为面部、胞睑筋肉不自主地惕然瘛动，筋脉拘急不柔，发作时不能控制，但一般约数分钟后可自行缓解。早在《黄帝内经》就有“瘛疭”的记载．历代医家多从风论治面肌痉挛，包括外风和内风。从外而来，其导致的疾病有轻扬开泄、善动不居等特点的邪气，称为“外风”；自内因脏腑功能失调，体内阳气亢逆而致的风动，称为“内风”。

【辨治思路】

面肌痉挛是一种临床常见病。西医学治疗本病往往采用抗癫痫药物、肉毒菌素局部注射或者手术的方法，达到治疗或缓解症状的目的。李发枝教授在临床辨治本病过程中，发现“肝经风热”是其中重要分型，辨证组方使用谷精草合剂合升降散、甘麦大枣汤，往往可起到良好的治疗效果。

李发枝教授认为，本病病在筋脉，位于头面，与情志不舒、精神刺激等因素有关，病因主要责之于肝，同时与心、脾有关。本证主要表现为筋脉拘挛，瞤瞤而动，其基本病机主要责之于“肝风”。肝的疏泄功能，条畅人体气机运行，升降出入；肝的藏血功能，调节周身血液，对全身血液具有贮藏和调节作用。肝与筋脉关系密切，《素问·痿论》云：“肝主身之筋膜。”若肝火上炎，循经上犯，热迫经络，肝风内动，则筋脉不能自持；肝失疏泄，肝气郁结，日久郁而化热化火，热盛动风，则筋脉拘急；肝肾同源，肝肾之阴亏虚，阴不制阳，水不涵木，肝阳亢动，风阳窜扰筋脉，筋失濡养，故发为筋惕肉瞤。肝藏血不足，因饮食不节或忧思伤脾，脾胃亏虚，气血生化不足，或因肾精亏虚，精血同源，血亦生化不足，血脉空虚，血不荣络，则虚风内动，肌肉筋脉瞤瞤而动。因此，李发枝教授认为，筋脉之为病，治疗上以“祛肝风，养心脾”为主，处方：谷精草 10 ～ 12g，木贼 6 ～ 10g，青葙子 6 ～ 10g，辛夷花 6 ～ 10g，僵蚕 6 ～ 10g，蝉蜕 6 ～ 12g，白芍 15 ～ 20g，葛根 10 ～ 15g，淮小麦 20 ～ 30g，甘草 12 ～ 20g，大枣 3 ～ 5 枚。若伴咳者，加麻黄 6g，款冬花 6g。

【典型医案】

病例　安某，女，31 岁，2015 年 8 月 25 日初诊。

［主诉］左下眼睑、口角发作性不自主抽搐 3 月余。

［病史］情绪激动、紧张、遇强光及刺激性气体抽搐加重，饭后易腹痛，如针刺样，甚则不能俯仰。

［现症］纳差，眠如常，二便正常，舌质偏红，苔薄白，脉弦细。

> 问题
>
> （1）“风邪致病”在面肌痉挛发病中的作用是什么？
>
> （2）“肝经受热”在面肌痉挛发病中的作用是什么？
>
> （3）情绪波动在面肌痉挛发病中的作用是什么？

［治疗过程］

2015 年 8 月 25 日初诊：处方：谷精草 15g，木贼 12g，青葙子 10g，辛夷花 12g，僵蚕 10g，蝉蜕 12g，白芍 30g，葛根 30g，淮小麦 30g，甘草 12g，大枣 5 枚为引，7 剂，水煎服，日 1 剂，每日分两次服用。

9 月 1 日二诊：服药期间面部抽搐次数减少，眠差则易发作，腹痛消失，二便正常，舌质淡红，苔薄白，脉弦细。续服上方 14 剂。

9 月 14 日三诊：服药期间抽搐基本痊愈，再服上方 7 剂以巩固疗效。随访 1 年未再发作。

> 问题
>
> （4）风药在配伍中的意义是什么？
>
> （5）合用甘麦大枣汤的配伍意义是什么？
>
> （6）佐用僵蚕、蝉蜕在组方中的意义是什么？

【问题解析】

病例

（1）首先，风性轻扬开泄，易袭阳位。《素问·太阴阳明论》中言伤于风时，有“上先受之”的特点，风邪侵袭，因其向外、向上的特性，故常伤及人体的肌表、阳经和上部（头、面）。面肌痉挛病位为颜面的肌肉筋脉，如此高处并非诸邪能到之所，故颜面肌肉、筋脉抽搐症状的发生与风邪密切相关。其次，风性主动。《素问·阴阳应象大论》指出动摇不定为风邪的重要致病特点之一，颜面肌肉抽动不能自止，其与风邪主动的特点相应。

（2）筋为肝所主，肝经邪热过盛，其主之经筋为之燔灼，肝之阴血耗伤，经筋滋养无源，发为拘挛。

（3）忧思日久，耗气伤血，气血不足，无以濡养筋脉，发为拘挛；大怒则形气绝，肝阳亢逆化风，而致面部筋脉抽搐、挛急。

（4）风热外袭，入侵经络，络阻筋急而发为抽搐，即所谓“热极生风”。运用谷精草、木贼、青葙子、辛夷花四味药发散风邪，除热润燥，以缓肝之急，使络舒筋和。

（5）面肌痉挛在发病过程中往往伴有劳倦太过，表现为心脾耗伤，阴血亏虚，筋脉失养，合用甘麦大枣汤，可有养心安神、和中缓急之功效。

（6）关于僵蚕，《本草衍文》治“小儿惊风”，又本品味辛行散，具有祛风、化痰、通络之效，故适合风中头面经络所致的面部痉挛抽搐之证。《杨氏家藏方》中其常与全蝎、白附子等同用，治疗风中头面经络。其味咸能软坚，故外感风寒日久，经脉阻滞，气、痰、瘀阻滞于面部时，僵蚕又可化痰软坚散结。关于蝉蜕，《本草纲目》云僵蚕：“散风痰结核、瘰疬、头风、风虫齿痛，皮肤风疮，丹毒作痒。”又云僵蚕治小儿“噤风天吊，惊哭夜啼”。

【学习小结】

面肌痉挛是神经内科常见病，本病无自愈的倾向，严重影响患者的生活及健康，逐渐被医家所重视。关于面肌痉挛的发病机制，目前存在两种学说，分别为“短路”学说和“核性”学说，但是仍无明确的致病机制。临床上治疗面肌痉挛的方法多为对症治疗，药物如镇静、安定、抗癫痫药物、神经营养药物，理疗、封闭及神经阻滞、射频、面神经微血管减压术，以及肉毒素注射等，其中镇静、安定、抗癫痫药物、肉毒素注射和面神经微血管减压术在西医治疗中应用较多。以上治疗尽管能够在短期内缓解该病发作，但长期随访发现它们均不能彻底治愈面肌痉挛，并且可能造成不同程度的面瘫等不良反应或并发症。中医治疗面肌痉挛在临床上收效显著。

【课后拓展】

1. 阅读《素问》《备急千金要方》《圣济总录·诸风门》有关风邪的论述，理解风邪对面肌痉挛发病的机制。

2. 查阅西医学对本病的认识、研究和进展。

3. 通过对本病的学习，写出学习心悟。

4. 参考阅读：

（1）上海交通大学颅神经疾病诊治中心 . 面肌痉挛诊疗中国专家共识［J］. 中国微侵袭神经外科杂志，2014，19（11），528.

（2）杨万章，张敏，吴芳，等 . 面肌痉挛的中西医结合评定及疗效标准（草案）［J］. 中西医结合心脑血管病杂志，2013，11（1）：41.

第四节　头　痛

头痛是临床常见的一种自觉症状，也是中医病名，是以单侧、双侧或整个头部出现跳痛、胀痛、刺痛、钝痛等为表现的一类病证，既可单独出现，亦可作为其他疾病的伴随症状一起出现，其病因病机与多个脏腑功能有关。头痛作为病名，最早见于长沙马王堆汉墓帛书中的《阴阳十一脉灸经》，在此后各代古籍研究中出现了许多头痛相关的病名。中医头痛相当于西医学的血管性头痛、紧张性头痛、部分颅内疾病、三叉神经痛、外伤后头痛、神经官能症等疾病。

【辨治思路】

头痛在临床十分常见，引起头痛的因素也复杂多样，外感风、寒、暑、湿，内伤饮食、情志、劳倦，以及外伤等，均可导致头痛。李发枝教授治疗头痛多从风火、风热及气虚、血虚入手。本节论述的头痛证属于风热外袭，入里化热的耳鼻咽喉相关性头痛，此型头痛的辨治，病因在于外感风热之邪；辨证要点在于伴有耳、鼻、咽喉部位的不适；治法在于祛风除热，清鼻利窍；常用方剂：谷精草合剂加味。

【典型医案】

病例 张某，女，15岁，2015年4月20日初诊。

［主诉］头痛两年。

［病史］时有头痛两年，鼻塞有黄涕或者清涕。

［现症］舌正红，苔薄白，脉浮，易便溏。

问题

（1）“鼻塞有黄涕或者清涕”的辨证意义是什么？

（2）分析“风”在头痛辨治过程中的重要性。

［治疗过程］

2015年4月20日初诊：处方：谷精草20g，木贼10g，辛夷花12g，青葙子12g，僵蚕10g，蝉蜕12g，羌活10g，白芷10g，防风10g，黄芩10g，冬瓜子30g，蒲公英30g，葛根20g，蔓荆子10g，白芍10g，甘草12g，生姜3片为引，7剂，水煎服，日1剂，每日分两次服用。

4月27日二诊：前症减，再服上方10剂。

5月5日三诊：前症再减，仍遇冷鼻塞，时有清涕，口中有白黏痰。处方：谷精草20g，木贼10g，辛夷花12g，青葙子12g，僵蚕10g，蝉蜕12g，羌活10g，白芷10g，防风10g，黄芩10g，冬瓜子30g，蒲公英30g，葛根

20g，蔓荆子 10g，麻黄 10g，细辛 3g，甘草 12g，生姜 3 片为引，10 剂。

> 问题
>
> （3）羌活、白芷、防风、黄芩、冬瓜子的作用是什么？
>
> （4）三诊加麻黄、细辛的作用是什么？

【问题解析】

病例

（1）耳鼻咽喉头颈部位的血管病变是引起头痛的重要因素，包括急性鼻炎、鼻腔阻塞性病变（慢性鼻炎、鼻中隔偏曲、鼻息肉、鼻腔异物）、急性鼻窦炎、慢性鼻窦炎等鼻部病变，急性化脓性中耳炎等耳部病变，或者感冒病史及感冒症状，都可诱发头痛。病例中“鼻塞有黄涕或者清涕”，即是本方证辨证的重要因素。

（2）引起头痛的因素复杂多样，外感风、寒、暑、湿，内伤饮食、情志、劳倦，以及外伤等，均可导致头痛。但从“风”论治是其中不可忽视的重要环节，“风邪”不仅是外感头痛及内伤头痛的诱发因素，“风药”搜其经络，引药直达清窍的作用，也是治疗头痛的关键所在。

（3）羌活、白芷、防风散表邪，透窍，止头痛。黄芩、冬瓜子清肺热，化浊涕。

（4）三诊仍遇冷鼻塞，时有清涕，口中有白黏痰，故加麻黄、细辛化饮。

【学习小结】

本方证所治疗的头痛，辨外感内伤为外感头痛，辨六经偏于阳明头痛。感受外邪所致的头痛，表现为发病迅速，头痛持续不解，伴有恶寒发热、鼻塞流涕、身痛、咳嗽等症，多属实证。而外感风热之邪侵犯头部，以头痛而胀，发热或恶风，口渴，面红，舌边尖红，苔薄黄，脉浮数等为常见症状。如汪昂《医方集解》云：“消风散，治风热上攻，头目昏痛，项背拘急……妇人血风（血风者，妇人冲任二经为风袭伤，致生血病也）。”阳明头痛为风邪侵犯人体后入里化热的阶段，又因热急生风，故风热之邪上攻导致头痛，其疼痛部位多为前额及眉棱骨。

【课后拓展】

1. 阅读《素问·风论》《伤寒论》《东垣十书》《丹溪心法·头痛》有关头痛的论述。

2. 查阅西医学对本病的认识、研究和进展。

3. 通过对本病的学习，写出学习心悟。

4. 参考阅读：

（1）郭会军，闫磊，蒋自强.李发枝运用谷精草合剂治疗艾滋病头痛经验［J］.中医杂志，2013，54（12）：1002–1003.

（2）刘晨光，许二平，李发枝.李发枝治疗鼻窒经验［J］.中医杂志，2013，54（13）：1096–1097.

（3）李发枝，徐立然，何英.河南省中医药治疗艾滋病常见病症辨证治疗要点［J］.中医学报，2010，25（1）：1–5.

第五节　耳　鸣

耳鸣是指在没有外源性的声或电刺激的情况下，患者主观感受到在耳内或者颅内有声响的一种感觉，耳鸣是目前临床上较为常见的一种病证，可以是一个单独的疾病，也可以是许多种其他疾病所产生的其中一个症状。

【辨治思路】

中医学从整体观念和辨证论治的角度认识耳鸣，把耳鸣分为虚实两类，认为耳鸣与多种原因引起的耳窍闭塞或耳窍失养有关，实者多因外邪或脏腑实火上扰耳窍，亦或瘀血、痰饮蒙蔽清窍；虚者多为脏腑虚损、清窍失养所致。在此理论指导下，中医药治疗耳鸣根据“实者泻之，虚者补之”的原则，再结合脏腑和经络理论，采用药物疗法和非药物疗法。本节所论述的耳鸣，是风热之邪侵犯上焦清窍，表现为耳鸣头痛、鼻干鼻塞、咽喉疼痛等症；辨证为风热侵袭，胆火上扰；治疗上选用疏风清热之法。

【典型医案】

病例　王某，女，56岁，2015年4月27日初诊。

［主诉］时右侧耳鸣5年余。

［病史］右侧耳鸣，目昏，时有足部麻木，腰部时有疼痛。

［现症］口苦，便秘，舌红，苔薄白，脉浮。

问题

（1）耳鸣与风的关系是什么？

（2）耳鸣与肝胆的关系是什么？

（3）“口苦，便秘，舌红，苔薄白，脉浮”的辨证意义是什么？

［治疗过程］

2015年4月27日初诊：处方：谷精草15g，木贼12g，辛夷花12g，青葙子12g，僵蚕10g，蝉蜕12g，霜桑叶30g，菊花15g，柴胡15g，黄芩10g，清半夏12g，白芍12g，甘草10g，7剂，水煎服，日1剂，每日分两次服用。

7月9日二诊：服上方后症大减，上方白芍加至20g，续服14剂。

问题

（4）霜桑叶、菊花的作用是什么？

（5）合并小柴胡汤的意义是什么？

【问题解析】

病例

（1）风邪易侵犯上部器官。

（2）耳与十二经脉中的足少阳胆经联系最为密切，其起于目锐眦，上抵头角，下耳后，其支者，从耳后入环中等。此外，耳与手少阳三焦经、手太阳小肠经、手阳明大肠经及足阳明胃经等均有联系。经络所过，主治所及，经络有病变导致局部气机阻滞，同样会发为耳鸣。

（3）口苦、便秘，支持胆经火旺；舌红，苔薄白，脉浮，支持风热侵袭。

（4）桑叶、菊花清肝胆之热，轻清散热透窍。

（5）胆为清净之府，无出无入，其经在半表半里，不可汗吐下，法宜和解。邪入本经，乃由表而将至里，当彻热发表，迎而夺之，故用小柴胡汤和解少阳。

【学习小结】

中医治疗耳鸣的优势在于，灵活运用中医学辨证论治理论，对机体的阴阳平衡进行个体化调节。

【课后拓展】

1. 阅读理解《素问·六元正纪大论》“木郁之发，太虚埃昏，云物以扰……甚则耳鸣眩转”等有关耳鸣论述。

2. 查阅西医学对本病的认识、研究和进展。

3. 通过对本病的学习，写出学习心悟。

4. 参考阅读：

（1）丁玲，刘银娇，王秉权，等. 从肝肾论治耳鸣、耳聋理论基础及临床研究［J］. 中国中医基础医学杂志，2014，20（8）：1052-1054.

（2）戈言平. 耳鸣不独治肾论［J］. 浙江中医杂志，2003（9）：27-28.

第九章　三合汤证

三合汤由当归芍药散、防己黄芪汤、鸡鸣散三方加减而成。当归芍药散出自《金匮要略·妇人妊娠病脉证并治》，治疗肝郁脾虚、血瘀湿停之“妊娠腹中㽲痛”及“妇人腹中诸疾痛”，由当归、川芎、白芍、茯苓、泽泻组成；防己黄芪汤出自《金匮要略·痉湿暍病脉证治》，治疗“风湿”或“风水”属气虚水湿停滞者，由防己、黄芪、甘草、白术、生姜、大枣组成；鸡鸣散出自《证治准绳》，由槟榔、陈皮、木瓜、吴茱萸、紫苏、桔梗、生姜组成，原方主治水湿下注、气机壅滞之“脚气病”疼痛，以及风湿流注，筋脉足痛，浮肿者。李发枝教授选其紫苏、木瓜，槟榔用其皮即大腹皮。紫苏叶，《本草纲目》云其“行气宽中，消痰利肺，和中，温中，止痛，定喘，安胎”；木瓜有祛风和络、活血止痛、利尿消肿的作用，归肝、脾经；大腹皮有下气宽中、行气利水之功效，《本草纲目》云其“降逆气，消肌肤中水气浮肿，脚气壅逆，瘴疟痞满，胎气恶阻胀闷”。三方均有治疗水湿停滞的作用，但又各有侧重，当归芍药散偏重于血之瘀，防己黄芪汤偏重于气之虚，鸡鸣散则偏重于气之滞。李发枝教授熟读经典，在长期的教学及临床实践中，深刻理解原条文的病机及临床重要意义，将三个方相合而加减使用，对于病机属水湿停滞而兼有血瘀、气虚、气滞之病证，每收奇效。学生们十分佩服，一直想让老师给这个合方起个名字，但老师治学严谨，品德高尚，始终不认为是自己的创造，而是在先辈经验基础上的总结，为总结案例方便，学生们便自发地称其为“三合汤”。

临床中李发枝教授将三合汤主要用于治疗肝硬化腹水、下肢血栓性静脉炎、慢性肺源性心脏病合并心功能不全、糖尿病合并下肢动脉闭塞、糖尿病肾病、附睾炎等。

临床运用三合汤时，可根据病情随症加减。对于老年慢性心功能不全的患者，上下肢浮肿较甚，动辄胸闷气喘者，往往存在气虚血瘀，若同时存在气滞痰阻时，常加葶苈子、紫苏梗，以加强泻肺利水、理气宽胸的作用；若肺心病，咳嗽咯痰，胸闷气短，双下肢瘀肿者，常加紫菀、款冬花、鱼腥草宣肺化痰；糖尿病肾病，临床蛋白期，肾功能尚正常，双下肢浮肿者，主张用黄芪 60 ～ 120g，山药用 60g 以上；若同时存在肾阳亏虚，颜面及四肢浮肿者，合真武汤，原方加炮附片、干姜，以加强温阳利水的作用。

第一节　鼓胀（肝硬化腹水）

鼓胀系因肝脾受伤，疏泄运化失常，气血交阻，致水气内停，是以腹胀大如鼓、皮色苍黄、脉络暴露为主要临床表现的病证。

鼓胀为临床较为常见的病证，多由黄疸、胁痛等失治，气、血、水瘀积于腹内而成。历代医家对本病的防治十分重视，把它列为“风、痨、鼓、膈”四大顽症之一。本节所讨论的鼓胀，主要是指西医学肝硬化所形成的腹水。

【辨治思路】

李发枝教授认为，其病机为肝、脾、肾三脏受损，气、血、水瘀积腹内，肝郁脾虚，气滞血瘀，水湿停滞，以致腹部胀大而成鼓胀。在治疗上，应切中其病机，疏肝健脾理气，通过扶助人体正气，维护脏腑升降平衡，调整人体气血津液代谢，以达到标本兼治的目的。李发枝教授常用自拟方“三合汤”治疗肝硬化腹水，三合汤即当归芍药散、防己黄芪汤、鸡鸣散合用，一般用量为：当归 12g，川芎 10g，白芍 20g，白术 12g，茯苓 15g，泽泻 30g，黄芪 50g，防己 20g，紫苏叶 12g，木瓜 12g，大腹皮 12g。鸡鸣散中原有吴茱萸、陈皮、生姜和桔梗，但李发枝教授在使用时将其去除，并把槟榔换成大腹皮。当归芍药散原为治疗肝郁脾虚、血瘀湿停之“妊娠腹中疞痛”及“妇人腹中诸疾痛”的方剂；防己黄芪汤是治疗“风湿”或者“风水”属气虚水湿停滞者；鸡鸣散则为治疗水湿下注、壅滞气机之脚气病。三方均有治疗水湿停滞的作用，但重点不一样，当归芍药散偏重于血之瘀，防己黄芪汤偏重于气之虚，鸡鸣散则偏重于气之滞，对于病机属水湿停滞而兼有气虚、气滞、血瘀的病证，都可以酌情应用。鼓胀（肝硬化腹水）之病机恰与三合汤之病机相符，故李发枝教授常用其治疗肝硬化腹水，疗效颇佳。

【典型医案】

病例 1　王某，女，77 岁，2014 年 10 月 9 日初诊。

［主诉］脘腹胀满、乏力 1 年。

［病史］患者于 1 年前因腹部胀满、膨大，进行超声检查，确诊为肝硬化腹水。

［现症］脘腹作胀，腹部膨大，乏力，纳呆，恶心，口苦，双下肢按之稍肿，面色萎黄，失眠，多梦，舌质淡暗，苔薄黄，脉沉弦。

问题

（1）李发枝教授按其双下肢，有何意义？

（2）肝硬化腹水这一诊断，对中医辨病与辨证有何意义？

（3）结合患者脘腹作胀、腹部膨大、乏力、纳呆、双下肢按之稍肿等症状，以及西医肝硬化腹水的诊断，思考该患者属于何方证？

［治疗过程］

2014 年 10 月 9 日初诊：处方：当归 15g，川芎 10g，白芍 20g，茯苓 15g，白术 15g，泽泻 30g，紫苏叶 12g，木瓜 12g，大腹皮 12g，黄芪 60g，防己 15g，柴胡 15g，黄芩 10g，茯苓皮 30g，冬瓜皮 30g，川楝子 12g，7 剂，日 1 剂，水煎服，分两次温服。

10 月 15 日二诊：服上药后首诊症状均减轻，另时有咳嗽，头晕，舌淡暗，苔白略腻，脉沉。上方加桔梗 10g，陈皮 10g，以生姜 10g 为引，14 剂，日 1 剂，水煎服，分两次温服。

11 月 12 日三诊：服药后症再减，腹水已消大半，已不觉腹胀。处方：当归 15g，川芎 10g，白芍 20g，茯苓 15g，白术 15g，泽泻 30g，紫苏叶 12g，木瓜 12g，大腹皮 12g，黄芪 60g，防己 15g，柴胡 15g，黄芩 10g，茯苓皮 30g，冬瓜皮 30g，14 剂，日 1 剂，水煎服，分两次温服。另开鳖甲煎丸 5 盒，嘱其按说明服用。

2015 年 4 月 19 日四诊：间断服上药至今，腹水已基本消退，现双下肢水肿，泄泻每日 5 ～ 6 次。处方：当归 15g，川芎 10g，白芍 20g，茯苓 15g，炒白术 15g，泽泻 30g，紫苏叶 15g，木瓜 12g，大腹皮 12g，黄芪 60g，防己 15g，柴胡 12g，黄芩 10g，吴茱萸 10g，干姜 12g，清半夏 10g，14 剂，日 1 剂，水煎服，分两次温服。另开鳖甲煎丸 5 盒，嘱其按说明服用。

问题

（4）处方中选用的主方是什么？如何理解处方配伍？

（5）方中为何加茯苓皮、冬瓜皮两药？为何加柴胡、黄芩、川楝子？

（6）二诊中为何加桔梗、陈皮、生姜？

（7）三诊中为何加服鳖甲煎丸？

（8）四诊中为何加吴茱萸、干姜、清半夏？

病例 2　程某，男，54 岁，2010 年 8 月 20 日初诊。

［主诉］腹胀、下肢浮肿 3 个月。

［病史］患者于 5 年前体检发现乙肝大三阳，当时肝功能基本正常，未予治疗。近 3 个月来出现腹胀，下肢浮肿，食欲不振，但无黄疸。彩超示：肝弥漫性损伤伴小结节，有中等量腹水。某县中医院诊断为肝硬化，患者因经济原因未住院。

［现症］面色稍暗，腹部胀大，下肢浮肿，食欲不振，倦怠乏力，便溏，1 次 / 日，小便少微黄，舌暗淡，苔薄白，脉沉弦。

［治疗过程］

2010年8月20日初诊：当归15g，川芎10g，白芍20g，茯苓15g，炒白术15g，泽泻30g，紫苏叶15g，木瓜12g，大腹皮12g，黄芪60g，防己15g，冬瓜皮30g，茯苓皮30g，10剂，水煎服，日1剂，每日分两次服用。

8月31日二诊：腹胀减，下肢浮肿消退，食欲较前好转，大便成形，1次/日，小便清利，乏力较前好转。效不更方，再服上方20剂。

9月20日三诊：症状基本消失，面色较前红润。改为鳖甲煎丸5g/次，3次/日；香砂六君子丸10丸/次，3次/日。嘱其服3个月后复查。

12月20四诊：复查肝功能正常，B超：无腹水，肝脏同前。乙肝五项仍为大三阳，自觉无不适。仍服上述两种丸药3个月。

【问题解析】

病例1

（1）李发枝教授按其双下肢，属于特异性辨证思维范畴。特异性辨证，是中医学辨证中有别于其他辨证的一大特色，也是中医学术的精华。特异性辨证是方证辨证的缩影，是方证辨证的进一步升华。李发枝教授指出，临床中内科杂病证候纷繁复杂，病情变化多端，常为多个脏器功能失常，同一患者数病同在，一病或有数证，一个患者可见数证等，给临床辨证论治设立了重重障碍，很多时候难以准确辨证和用药。李发枝教授认为，内科杂病虽病、证、症多个同时存在，但是每个病证有其特异性症状，即特异症，抓住证候的特异症，就抓住了核心证候，才能有助于理出证的线索，全面识别疾病的证候，才能准确辨证和精确用方，取得较好的临床疗效。特异性辨证遵辨证论治、异病同治的原则，只要病证相符即可应用，充分发挥特异性辨证的独特作用。特异症是指人体内在病理变化表现在外的特征性症状、体征，是辨识病机的主要依据，换言之，就是一个症状、一个体征就可以确定一种证候或一个疾病，即《伤寒论》所云"但见一证便是，不必悉具"之意。"双下肢水肿"为李发枝教授运用三合汤的特异症，他在临证时往往通过按患者的双下肢来判断其是否存在水肿，水肿病因甚多，若运用常规辨证法，费时较长，且疗效不佳。李发枝教授应用特异性辨证，执简驭繁，对于见“双下肢水肿”这一特异症的，多可辨为气虚、气滞血瘀证，临证以三合汤治之，多能应手起效，临床可重复性强。

（2）李发枝教授临证时强调辨证论治与辨病论治相结合，即既要明确西医学的病，又要根据其症状进行方证辨证。方证辨证又称为方证相应或方证对应。辨证论治是中医诊疗疾病的基本方法和原则，在辨证论治的理、法、方、药这一体系中，方证占据着核心地位。李发枝教授指出，医者在治病时，无论使用何种辨证方法，六经辨证、脏腑辨证或卫气营血辨证等，最终都要落实在方证上，所以李发枝教授主要强调“方证辨证”。一般而言，方证辨证对经方的临床应用有着非常重要的指导意义和使用价值，根据李发枝教授的临床体会，后世的时方和现代名老中医的经验方，同样可以使用方证辨证的方法。病例中王某“肝硬化腹水”这一诊断，首先明确了患者的病，再根据其症状进行方证辨证，进一步判断其对应何方证。

（3）病例中，患者脘腹作胀、腹部膨大、乏力、纳呆、双下肢按之稍肿等症状，根据方证辨证的方法，可基本判定其应用李发枝教授经验方“三合汤”进行治疗。再根据其肝硬化腹水这一诊断，通过辨证论治与辨病论治相结合的方法，更明确了其应用三合汤治疗。

（4）方中所选的主方是李发枝教授经验方三合汤，由当归芍药散、防己黄芪汤、鸡鸣散三方加减化裁而成。当归芍药散出自《金匮要略·妇人妊娠病脉证并治》，方由当归、芍药、川芎、茯苓、白术、泽泻组成，原方主治“妇人怀妊，腹中疞痛”及“妇人腹中诸疾痛”，具有疏肝健脾、行气活血的功效。防己黄芪汤出自《金匮要略·痉湿暍病脉证治》，方由黄芪、防己、白术、甘草、生姜、大枣组成，具有益气祛风、健脾利水的功效，原方主治表虚不固之风水或风湿证。李发枝教授在三合汤中只用黄芪、防己、白术三味主药，取其益气祛风、健脾利水的功效。鸡鸣散出自《类编朱氏集验医方》，方由槟榔、陈皮、木瓜、吴茱萸、桔梗、生姜、紫苏叶组成，具有行气降浊、宣化寒湿的功效，主治寒湿水气下注的脚气病。李发枝教授在使用三合汤的时候，去掉了桔梗、吴茱萸、陈皮和生姜，把槟榔换成大腹皮，只取其行气利水的功效。综上所述，三方均有行气利水的功效，但又各有侧重点，当归芍药散主要通过行气活血而利水；防己黄芪汤主要益气健脾，气行则水行；鸡鸣散主要通过行气开壅而利水。

（5）三合汤为李发枝教授治疗肝硬化腹水的基础方，若患者腹水严重，腹部膨大如鼓，往往加入茯苓皮、冬瓜皮，取五皮饮之意，以加强健脾利水之功效。患者有纳呆、恶心、口苦的症状，提示其肝胆有热，故加柴胡、黄芩以疏泄肝胆之热。患者又有失眠、多梦的症状，故加入柴胡、黄芩、川楝子三味药，李发枝教授常用其治疗多梦。

（6）二诊时，患者又出现了咳嗽、头晕症状，舌淡暗，苔白略腻，提示患者体内寒湿之邪上犯头部清窍。李发枝教授加入桔梗、陈皮、生姜，相当于鸡鸣散原方基本用全了，以加强行气降浊、化湿通络之功效。

（7）鳖甲煎丸出自《金匮要略·疟病脉证并治》，原书用以治疗“癥瘕”“疟母”等病证。历代多按《金匮要略》处方制为中成药，应用于临床，至今已有1800多年的历史。李发枝教授常用之治疗肝硬化，疗效卓著。病例中患者因为肝纤维化而引起腹水，故往往在患者腹水即将消退时，合用鳖甲煎丸以改善其肝纤维化的程度，治疗其原发病。

（8）四诊时，患者出现泄泻，故加吴茱萸、干姜、清半夏以健脾温中止泻。

【学习小结】

李发枝教授喜用善用三合汤，肝硬化腹水只是三合汤的临床适应证之一。李发枝教授认为，肝硬化腹水的病机为肝郁脾虚，气滞血瘀，水湿停滞。临床上凡具有水湿停滞而兼有血瘀、气虚、气滞的病证，都可以应用。李发枝教授在治疗肝硬化腹水时，常在三合汤的基础方上加入茯苓皮、冬瓜皮，取五皮饮之意，以加强健脾利水之功效。若患者合并有胆囊炎、胆结石，或出现恶心、呕吐、口苦等症状，或腹水较重时，常加大柴胡汤，一般不用大黄。李发枝教授临证用此方时，一般1周即可见效，患者会明显感觉症状减轻，两周腹水消退，腹水消退后，需加服鳖甲煎丸以治疗其原发病，改善其肝纤维化。若伴见黄疸者，可加入茵陈。若有鼻衄等出血症状，可加入大黄等。

【课后拓展】

1. 阅读理解《灵枢・水胀》《素问・腹中论》《景岳全书・气分诸胀论治》《金匮要略》有关鼓胀的论述。

2. 查阅西医学对本病的认识、研究和进展。

3. 通过对本病的学习，写出学习心悟。

4. 参考阅读：

（1）王丹妮，李政伟，李青雅，等 . 李发枝运用经方治疗艾滋病合并肝硬化腹水经验［J］. 中国中医基础医学杂志，2005，21（1）：101–102.

（2）冯巧，刘晨光，许二平 . 李发枝教授用当归芍药散治疗肝病验案 3 则［J］. 中医研究，2015，28（2）：31–32.

第二节　脱　疽

在世界医学史上，中医学对消渴的认识最早，古代文献中也有关于消渴并发痈疽的论述，但却没有与糖尿病足相对应的病名。后世医家结合本病的症状、体征，将此病归于“脱疽”范畴。“脱疽”病名始见于《灵枢・痈疽》，原书云：“发于足指，名曰脱疽。其状赤黑，死，不治；不赤黑，不死，治之。不衰，急斩之，不则死矣。”这是中医药学对糖尿病足的最早论述。

西医学认为，糖尿病足是指糖尿病患者由于合并神经、血管病变而导致下肢感染、溃疡形成或深部组织的破坏，皮肤到骨、关节的各层组织均可受累，是糖尿病患者致残致死的重要原因，是许多患者非外伤截肢的首要原因。糖尿病足使患者的生活质量严重下降，而且治疗周期长、医疗费用高，给患者和社会带来了沉重负担。

【辨治思路】

脱疽，见于西医学之糖尿病合并周围神经病变、周围血管病变、下肢动脉闭塞症、下肢动脉闭塞症、坏疽等。糖尿病周围血管神经病变是糖尿病的常见并发症之一，发病率高达32.7%。患者常见上下肢麻木、疼痛，或有烧灼感，或袜套感，下肢肿痛、胀痛，甚至足趾溃烂，溃烂不敛，疼痛多以昼轻夜重，上下肢冰冷，局部检查趺阳脉波动减弱或消失，皮温下降。李发枝教授认为，此类患者罹患糖尿病日久不愈，糖毒内蕴，生痰产湿致瘀，阻滞气机，瘀血内阻，气血瘀滞，瘀血不去，新血不生，气血亏虚，不能濡养经脉，则出现麻木不仁，不通则痛，不荣则痛，辨方证为《金匮要略》当归芍药散合防己黄芪汤；由于糖毒化热，热毒内蕴，故再给予四妙勇安汤，效果显著。基本处方：当归15g，川芎10g，白芍20g，白术15g，茯苓15g，泽泻60g，紫苏叶12g，大腹皮12g，木瓜12g，黄芪60g，防己20g，葛根30g，金银花30g，玄参20g，甘草12g。

【典型医案】

病例　白某，男，50岁，2013年3月6日初诊。

［主诉］发现血糖升高9年，右下肢疼痛2个月。

［病史］患者9年前查体发现糖尿病，遂予饮食控制、运动及服双胍类降糖药，初发病5年内血糖控制理想；近4年血糖控制不佳，体重渐增。2个月前右下肢疼痛，以腓肠肌处为主，足跟皮肤渐变干燥、皲裂，膝关节以下有冷感；视患肢无静脉曲张，扪局部肤温较左侧为低，按之可见微肿，无多饮、多尿及多食，稍易汗出，不畏热，眠安，舌正红，苔薄白，脉弦。彩超示：右侧股动脉、腘动脉可见斑块。

［现症］右下肢疼痛，间歇性跛行，足跟皮肤渐变干燥、皲裂，膝关节以下有冷感；右侧患肢局部肤温较左侧为低，按之可见微肿，无多饮、多尿及多食，稍易汗出，不畏热，眠安，舌正红，苔薄白，脉弦。

问题

（1）李发枝教授按其右下肢，有何意义？

（2）患者右下肢动脉粥样硬化症的诊断，对本病的治疗有何意义？

（3）结合患者糖尿病病史及其主要症状，思考该患者属于何方证？

［治疗过程］

2013年3月6日初诊：处方：当归15g，川芎10g，白芍20g，白术15g，茯苓15g，泽泻60g，紫苏叶12g，大腹皮12g，木瓜12g，黄芪60g，防己20g，葛根30g，金银花30g，玄参20，甘草12g，7剂，日1剂，水煎服，分两次温服。并嘱续用降糖药，适量运动，注意保暖，休息时注意适当抬高患肢。

3月14日二诊：患者述第1天服药后大便2次，微溏；继服便次未增，仍溏，至第5日患肢疼痛减轻，余症无变化。药证合拍，初见疗效，守方12剂续服。

3月26日三诊：患肢疼痛消失，足跟皮肤干燥、皲裂减轻，间歇性跛行次数减半。仍便溏，上方加生薏苡仁30g，继服12剂，诸症告愈。

问题

（4）处方中选用的主方是什么？如何理解处方配伍？

（5）方中为何加葛根、金银花、玄参三味药？

（6）三诊时为何加生薏苡仁？

【问题解析】

病例

（1）李发枝教授按其双下肢，属于特异性辨证思维范畴。“双下肢水肿”为李发枝教授运用三合汤的重要特异症，故李发枝教授在临证时，往往通过按患者的双下肢来判断其是否可以运用三合汤。

（2）下肢动脉血管病变是造成糖尿病足的重要原因，特别是在难愈性溃疡形成和溃疡感染等方面起到关键性作用，下肢的动脉硬化闭塞将阻碍血管调节机制的运行，更重要的是将造成足部感染的扩散和局部组织进行性坏死，合并有下肢动脉闭塞性疾病，是糖尿病足发生的高危因素。因此，下肢动脉血管病变的改善被认为是预防和治疗糖尿病足的首要措施。李发枝教授在长期的临床实践中发现，三合汤能够改善糖尿病患者静脉系统的循环，葛根、金银花和玄参能改善其动脉系统的循环，故三合汤加葛根、金银花和玄参，对糖尿病合并下肢动脉血管病变的改善有很大帮助。

（3）结合患者的糖尿病病史及其主要症状，该患者可诊断为糖尿病足，再根据其下肢水肿的体征及其右下肢动脉粥样硬化的检查结果，可判定其为“三合汤证”。

（4）方中所选的主方由当归芍药散、防己黄芪汤、鸡鸣散、四妙勇安汤组成，具有益气行气、活血利湿、清热解毒的功效，当归芍药散原为治疗肝郁脾虚、血瘀湿停之“妇人怀妊，腹中疞痛”及“妇人腹中诸疾痛”之剂；防己黄芪汤是治疗“风湿”或“风水”属气虚水湿停滞者；鸡鸣散为治疗水湿下注、壅滞气机之脚气病；四妙勇安汤则系治疗火毒内蕴或寒湿化热，血行不畅，气血凝滞，瘀阻筋脉而致脱疽之方。四方均可治水湿停滞，然各有侧重，当归芍药散偏重于血之瘀，防已黄芪汤偏重于气之虚，鸡鸣散偏重于气之滞，而四妙勇安汤则偏重于湿热蕴毒。方中当归、川芎、白芍养血活血，芍药尚可助木瓜舒筋止痛；白术、茯苓健脾益气，泽泻淡渗利湿，紫苏叶、防己、大腹皮祛风行气，以大腹皮易槟榔者，缘“槟榔苦辛而温，体重而坚，由中走下，直达肛门”（《温病条辨》），而大腹皮行气利湿为优。金银花、玄参、甘草清热泻火解毒，大剂量黄芪既可益气以行血通络，又可益气固表。诸药相合，用于治疗糖尿病足，实为对证之治，故收良效。

（5）方中加入葛根、金银花、玄参，相当于合入四妙勇安汤，四妙勇安汤具有清热解毒、活血止痛的功效，是治疗脱疽的要药。

（6）三诊时患者患肢疼痛消失，足跟皮肤干燥、皲裂减轻，间歇性跛行次数减半。但仍便溏，加入生薏苡仁以健脾渗湿止泻。

【学习小结】

李发枝教授最初将三合汤用于治疗肝硬化腹水、血栓性静脉炎，以及其他静脉疾病引起的下肢水肿、附睾炎等，常出奇效，后来李发枝教授将该方应用于心脑血管疾病、糖尿病合并的周围血管疾病和周围神经损伤等疾病，也取得了很好的疗效，在治疗动脉性疾病时用该方加葛根、金银花和玄参。李发枝教授认为，三合汤改善糖尿病患者的静脉系统循环，葛根、金银花和玄参改善其动脉系统循环，故三合汤加葛根、金银花和玄参，对糖尿病循环系统的改善有很大帮助，葛根、金银花和玄参的用量可根据患者的大便情况而定。一般情况下，只要是有糖尿病基础的患者，出现心脑血管疾病、周围血管疾病和各系统感染者，都可以该方为基础方加减治疗，常获捷效。

【课后拓展】

1. 阅读理解《灵枢·痈疽》《华佗神医秘传》《诸病源候论·消渴候》《卫生家宝》《外科正宗》有关脱疽的论述。

2. 查阅西医学对本病的认识、研究和进展。

3. 通过对本病的学习，写出学习心悟。

4. 参考阅读：

（1）尹慧，张明利，黄谦峰，等.李发枝三合汤临床应用举隅［J］.中医杂志，2014，55（7）：553–554.

（2）郭建中，吕娜，韩颖萍.李发枝教授运用《金匮要略》当归芍药散治疗糖尿病并发症经验［J］.中医研究，2016，29（6）：36–39.

第三节　脉痹（血栓性静脉炎）

脉痹的记载，首见于《黄帝内经》，属五体痹之一，是以肢体疼痛、皮肤不仁、肤色变暗或苍白、脉搏微弱或无脉等为主要特征的一类病证。本节所讨论的脉痹，相当于西医学的血栓性静脉炎。

血栓性静脉炎包括血栓性浅静脉炎及深部血栓形成，常先有静脉内血栓形成以后，发生静脉对血栓的炎性反应。其病因主要是血管壁的损伤（由外伤或静脉插管或输入刺激性液体所致）及静脉曲张引起的静脉内血液郁滞。该病的主要临床表现为沿静脉走行的红、肿、痛和明显压痛，并可触及索状静脉。

【辨治思路】

血栓性静脉炎属中医学"脉痹"范畴。脉痹之名，首见于《素问·痹论》，其云："风寒湿三气杂至，合而为痹也，以夏遇此者为脉痹。"脉痹的病位在血脉，与气血脏腑密切相关，病因病机较为复杂。就其病因而言，有外因、内因之别。外因以感受风寒湿暑及热毒等邪气，而以寒邪居多；内因多为久病体虚或年高体弱，内伤七情，饮食不节及脏腑功能减退，均可致气血阴阳失调，内生寒湿、瘀血，且多内因、外因相合而为病，导致血脉瘀阻，脉道不畅或者不通。《素问·痹论》云："脉则血凝而不流。"脉痹的病机在于血凝不流，瘀阻不通。李发枝教授认为，脉痹的病性以本虚标实、虚实夹杂为主，本虚以气虚为主，标实以气滞、痰浊、瘀血为主。大多数医者在治疗此病时以活血化瘀为主，但李发枝教授在长期的临床实践中发现，单纯地活血化瘀效果并不好，此病虽然与血有关系，但是更与气关系密切，气为血之帅，血为气之母，气行则血行，气滞则血瘀。因此，在临床治疗时，以补气行血、活血利水为治则，方选三合汤加减。三合汤中，防己黄芪汤具有补气利水的功效，恰合本病气虚为本的病机，以治其本；当归芍药散具有疏肝健脾、活血化瘀的功效，鸡鸣散具有行气化湿利水的功效，此二方恰合本病"气滞""痰浊""瘀血"为标实的病机，以祛其标实。

【典型医案】

病例　张某，男，76岁，2013年6月15日初诊。

［主诉］左下肢肿痛半个月。

［病史］患者于半个月前突然出现左膝以下肿痛，皮色变暗，遂就诊于河南中医学院第一附属医院，确诊为左下肢血栓性静脉炎，予以静滴蝮蛇抗栓酶及口服活血化瘀类中药治疗，肿痛虽稍微减轻，但减轻不明显。

［现症］左下肢仍有肿痛，皮色暗红，触之肤热，行之不便，走着疼痛，食欲不振，二便尚可，舌暗，苔薄白，脉弦。

问题

（1）前医用活血化瘀药进行治疗，是否正确？

（2）结合患者就诊病史及其主要症状、体征，思考该患者属于何方证？

［治疗过程］

2013年6月15日初诊：处方：当归12g，川芎10g，白芍20g，白术12g，茯苓15g，泽泻30g，黄芪50g，防己20g，紫苏叶12g，木瓜12g，大腹皮12g，黄柏12g，7剂，日1剂，水煎服，分两次分服。

6月29日二诊：服上方7剂，肿痛等症状均大减，皮色较前暗，但皮肤出现皱纹（水肿减轻），行走较前灵便，效不更方。上方又服用15剂，后复诊，自诉症状皆消，肿痛未再发。

问题

（3）处方中选用的主方是什么？如何理解处方配伍？

（4）方中为何加黄柏？

（5）为何前医用活血化瘀药治疗效差，而李发枝教授用三合汤治疗效佳？

【问题解析】

病例

（1）目前对于血栓性静脉炎的治疗，大多数医生往往只注意到了瘀血的致病因素，而忽略了其气虚为本的致病因素，一味地采取活血化瘀的治法，往往效果不好。加之长期服用活血化瘀药物，更伤人体正气，气虚更加明显，故李发枝教授多采用补气行血的治法，气为血之帅，气行则血行。

（2）结合患者主要症状及左下肢肿痛的体征，可明确诊断为左下肢血栓性静脉炎，采取方证辨证的方法，应为三合汤证，故用三合汤加减治之。

（3）处方中所选的主方为三合汤，当归芍药散具有疏肝健脾、活血化瘀、调和气血的功效，黄芪防己汤具有补气、行气、利水的功效，鸡鸣散具有行气化湿、宣通气机的作用；三方合用，共同起到补气行气、活血化瘀利水的功效。方中用大剂量黄芪扶助人体正气，从而起到气行则血行、气行则水行的功效。

（4）患者左下肢仍有肿痛，皮色暗红，触之肤热，说明其体内热象明显，故加入黄柏以清其热。

（5）前医只注意到了瘀血的致病因素，而忽略了其气虚的致病因素，该病多为本虚标实、虚实错杂之候，故临证只用活血化瘀之法去其标实，而乏效；李发枝教授在治疗时，既用活血化瘀之法去其标实，更注重补气的作用以治其本，故疗效佳。

【学习小结】

血栓性静脉炎大多归属于中医学“脉痹”“痛痹”“热痹”“瘀证”“脱疽”等范畴。临证时，很多医者用大剂量的活血化瘀药治之。服药起初，症状可能会有少许减轻，但再服无效，甚至会加重。李发枝教授认为，此病虽有瘀血的致病因素，但更存在气虚的因素，加之长期服用大剂量的活血化瘀药，更伤人体正气，气虚更为严重，故李发枝教授在治疗此病时更重视补气行血的作用，临证时以三合汤为基础方，根据临床症状进行加减。

【课后拓展】

1. 阅读理解《素问·痹论》《济生方·痹》《症因脉治》《医宗必读》有关痹证论述。

2. 查阅西医学对本病的认识、研究和进展。

3. 通过对本病的学习，写出学习心悟。

4. 参考阅读：

（1）李满意，娄玉钤 . 脉痹的源流及相关历史文献复习［J］. 风湿病与关节炎，2014，10（3）：54-61.

（2）李学慧 . 李发枝教授应用当归芍药散加减治疗妇科疾病验案［J］. 河南中医，2009，29（3）：241.

（3）韩军，宋建国 . 中药鸡鸣散的时间药理学实验研究［J］. 中国临床医学与治疗学，2008，13（7）：782.

第十章　黄芪赤风汤证

黄芪赤风汤出自清代王清任《医林改错》，由黄芪、赤芍、防风组成。方中黄芪用量独重，大补元气，治疗气虚证。黄芪性温升阳，味甘温，能温中健脾，补中益气，善治脾胃虚弱，且外能固表止汗，内能治疗阴证疮疡，是收口生肌必用之药；赤芍味苦微寒，清热凉血，活血散瘀，以清羁留之瘀热；防风辛甘微温，能升阳散湿，祛风解痉止痛。王氏认为本方"能使周身之气通而不滞，血活而不瘀，气通血活，何患疾病不除""疗诸疮诸病或因病虚弱者"，能补气活血。李发枝教授熟读经典，用《素问·阴阳应象大论》"气虚宜掣引之"之理，活用升举补气之法，而在黄芪赤风汤原方的基础上加升麻，使其疗效更佳。黄芪赤风汤治疗肛周疾病的总病机是气虚血瘀，湿热下注。李发枝教授用黄芪赤风汤加味，治疗气虚血瘀、湿热下注下焦会阴部位所致痔疮下血、肛周脓肿、前列腺炎、生殖器疱疹等疾病，皆取得了显著的疗效。

李发枝教授用黄芪赤风汤治疗湿热下注的肛周疾病加减：若为痔疮下血者，加地榆炭、黑荆芥等，以祛风胜湿，收涩止血；若为肛门周围脓肿，加皂角刺、白芷、紫花地丁，以解毒排脓，利湿清热；前列腺炎伴尿频尿急者，加白花蛇舌草、车前子、萆薢等解毒利湿清热；若为生殖器疱疹，加苍术、黄柏、土茯苓、白花蛇舌草、生薏苡仁、车前子等，以加强解毒祛湿作用。另外，以会阴部潮湿、早泄、阳痿、腰酸等为主要临床表现的多种内外科病证，只要辨证属于气虚血瘀、湿热下注下焦者，均可以本方化裁治疗，疗效显著。

第一节 痔 疮

痔是直肠末端黏膜、肛管皮肤下痔静脉丛瘀血、扩张和屈曲所形成的柔软静脉团。痔的诱发因素很多，其中便秘、长期饮酒、进食大量刺激性食物和久坐是主要诱因。痔按发生的部位可分为内痔、外痔和混合痔。

【辨治思路】

痔疮是一种十分常见的病证，俗话说“十人九痔”，可见痔疮发病人群之广。《外科正宗》提出：“夫痔者，乃素积湿热，过食炙煿，或因久坐而血脉下行，又因七情而过伤生冷，以及担轻负重，竭力远行，气血纵横，经络交错，又或酒色过度，肠胃受伤，以致浊气瘀血流注肛门，俱能发痔。”李发枝教授认为，痔疮的发生与素积湿热、过食炙搏、情志失调及久坐等密切相关。以上这些原因会导致气血运行不畅，经络阻滞，血脉瘀阻，湿热下注肛门而发为痔。由于痔疮一般病程较长，病因复杂，多为本虚标实、虚实夹杂的证候。李发枝教授认为，痔的发生以气虚为本，气虚血瘀，湿热、毒邪下注于肛门为其基本病机。气虚在痔疮的发病中起着关键作用，故李发枝教授在治疗时方选黄芪赤风汤加减。基本处方：黄芪 60g，赤芍 20 ～ 30g，防风 10g，升麻 10g，甘草 10g。便血者，加黑地榆 15 ～ 20g，黑荆芥 3g；肛裂者，加制没药 3g。

【典型医案】

病例 1 尚某，女，40 岁，2016 年 3 月 13 日初诊。

［主诉］痔疮 1 年余。

［病史］患者平时喜食辛辣刺激性食物，1 年前无明显诱因出现痔疮。

［现症］大便 2 ～ 3 天一次，排便费力，质干，偶有便血症状，右肩时痛，舌质红，苔薄黄，脉沉。

问题

（1）思考患者喜食辛辣刺激性食物在临床上的意义。

（2）患者的发病机制是什么？

（3）讨论本案所属证型及治疗原则。

［治疗过程］

2016年3月13日初诊：处方：黄芪60g，赤芍20g，防风10g，升麻10g，黑地榆20g，葛根30g，甘草10g，7剂，日1剂，水煎服，分两次温服。

4月7日二诊：服药期间痔疮未发作，生气时肩部疼痛加重。上方加青皮10g，香附12g，7剂，日1剂，水煎服，分两次温服。

5月22日三诊：连续服上药至5月22日，来诊时自述服药期间痔疮大减，未再发作，又取上方7剂续服，以巩固疗效。

问题

（4）处方中选用的主方是什么？如何理解处方配伍？

（5）二诊为何加青皮、香附？

病例2　尹某，女，42岁，2013年8月15日初诊。

［主诉］肛门肿痛，大便带血3年，再发10天。

［病史］患者3年前因肛门肿痛，有异物感，大便后带鲜血，在某医院诊断为混合痔，医院建议手术治疗，患者拒绝，经内服药物、外用洗剂及栓剂治疗月余，病情缓解，但以后久坐劳累或进食辛辣刺激食物后病情时有反复。10天前因劳累，加之进食辛辣食物后病情再发。

［现症］症状基本同前，便后出血较前增多，颜色鲜红，舌质红，苔黄腻，脉弦滑。

［治疗过程］

2013年8月15日初诊：处方：生黄芪60g，赤芍15g，防风10g，升麻10g，地榆炭30g，黑荆芥3g，7剂，水煎服，每日1剂。

8月23日二诊：肛门肿痛基本消失，出血量明显减少，仅大便后带少许鲜血，舌脉同前。药已中病，原方继用7剂，临床症状消失。

【问题解析】

病例1

（1）饮食不节是痔疮的主要致病因素之一，患者平时恣食辛辣刺激之品，引起肠腑脉络充血扩张，使气血纵横，经络交错，流注肛门而形成痔。

（2）患者素食辛辣刺激之物，损伤脾胃，酿生湿热，湿热结聚，结聚日久，肠燥津乏，致大便秘结，排便费力努挣，引起肛门皮肤裂伤，而致便血，湿、热、毒邪乘虚侵入肛周皮肤筋络，局部气血瘀滞，运行不畅，而使本病经久不愈。

（3）本病为脏腑本虚，内蕴湿热，气血瘀滞，下坠肛门的本虚标实、虚实夹杂之证。本病与肝脾胃肠关系最为密切，多为脾胃虚弱，湿热内蕴肝脾，肠燥津枯，浊气瘀血流注于肛门所致，故本病综合辨证为气虚血瘀兼湿热下注证，治以益气升阳，化瘀除湿，凉血止血。

（4）所选的主方为黄芪赤风汤加味，方中重用黄芪益气扶正，佐以赤芍、防风活血行滞，祛风通络。加入升麻，辅黄芪升举阳气；黑地榆具有凉血止血、清热解毒、消肿敛疮的功效，《本草正》记载黑地榆："治带浊痔漏。"

（5）二诊时患者自述生气时肩部疼痛加重，故加青皮、香附以疏肝行气。

【学习小结】

黄芪赤风汤出自清代王清任《医林改错》，药物组成：生黄芪二两，赤芍一钱，防风一钱，功效益气助阳，活血行滞，祛风通络。王清任在《医林改错》论黄芪赤风汤云："此方治诸病皆效者，能使周身之气通而不滞，血活而不瘀，气通血活，何患疾病不除。"李发枝教授认为，黄芪赤风汤具有补气活血之功效。黄芪赤风汤加升麻、生地榆、生白术、生白芍等治疗痔疮、习惯性便秘，临床疗效确切。升麻辛、甘，微寒，归肺、脾、大肠、胃经，清热解毒，升气举陷；地榆苦、酸，微寒，归肝、胃、大肠经，凉血止血，解毒敛疮；生白术健脾益气；生白芍养血敛阴。诸药合用，共奏益气助阳、活血行滞、养血通便之效，可取得较好的临床效果。本病除药物治疗外，饮食调理也非常重要，忌食辛辣，适当增加饮食营养，适当锻炼身体，增加胃肠蠕动，可预防该病的复发。

【课后拓展】

1. 阅读理解《素问·生气通天论》《脉经》《外科正宗》《诸病源候论》《丹溪心法》《临证指南医案》《洞天奥旨》有关痔疮论述。

2. 查阅西医学对本病的认识、研究和进展。

3. 通过对本病的学习，写出学习心悟。

4. 参考阅读：

（1）金杰. 李发枝运用黄芪赤风汤经验［J］. 中国中医药报，2015-08-07（5）.

（2）陈瑞华. 黄芪赤风汤治疗习惯性便秘 60 例［J］. 方药应用，2015，23（4）：39.

第二节　淋证（慢性前列腺炎）

古代文献中尚未有关于“慢性前列腺炎”的记载，其大致属于中医学的“淋证”，淋证是以尿频、尿急、尿痛和尿意不尽等症状为突出临床表现的泌尿系统疾病。淋证的最早概念，始见于《黄帝内经》，有“淋”“淋溲”“淋满”等名称的记载。

慢性前列腺炎是由于前列腺受到微生物等病原体感染，或某些非感染因素刺激而发生的慢性炎症反应，由此造成患者排尿异常、前列腺区域不适或疼痛，并伴有一定程度的焦虑情绪等临床表现，具有发病缓慢、反复发作、症状多样、缠绵难愈的特点，是一种使医生和患者都十分困惑的疾病。它不是一个独立的疾病，而是具有其独特形式的综合性疾病或综合征，可表现为相似的临床症状，统称为前列腺炎症候群，包括盆骶疼痛、排尿扰乱和性功能障碍。

【辨治思路】

李发枝教授认为，慢性前列腺炎属于中医学“淋证”范畴，其病因病机为湿热毒邪阻滞下焦，肝郁气滞血瘀，脾肾之气亏虚，膀胱气化开阖功能失调。主要涉及肝、脾、肾、膀胱，与肝、肾、膀胱关系最为密切。湿热毒邪为病之标，并贯穿于疾病的全过程；瘀血阻滞为病之渐；脾肾之气亏虚为病之本。本病往往呈现出湿热毒虚瘀并存、虚实夹杂、本虚标实之候。治则以补气活血、清热利湿解毒为主，方选黄芪赤风汤加清热利湿解毒药。基本处方：黄芪60g，赤芍20～30g，防风10g，升麻10g，白花蛇舌草30g，车前子20～30g，萆薢20～30g，黄柏10g，茯苓15g。临证时根据具体症状进行加减，伴性功能障碍或不育者加生山药30g，山茱萸12g；阴囊潮湿者加土茯苓30g；若患者腹泻，减少赤芍用量，并加生姜10g。

【典型医案】

病例1 熊某，男28岁，2014年4月2日初诊。

［主诉］小便不利1年余。

［病史］患者工作平时坐得时间较长，饮酒较多，近1年出现小便不利。

［现症］小便不利，尿频，尿急，腰部酸困，舌质红，苔薄黄，脉滑数。

问题

（1）病案中辨证要点有哪些？

（2）患者发病机制何在？

（3）舌质红，苔黄腻，脉滑数，有何辨证意义？

（4）讨论本案所属证型及治疗原则。

［治疗过程］

2014年4月2日初诊：处方：黄芪10g×6袋，赤芍10g×2袋，防风10g×1袋，升麻6g×1袋，白花蛇舌草15g×2袋，车前子15g×2袋，黄柏

6g×2 袋，茯苓 10g×2 袋，萆薢 10g×3 袋，12 剂，日 1 剂，水冲服。

4 月 16 日二诊：服上药至今，前症均减，欲要小孩，上方加山茱萸 6g×2 袋，12 剂，日 1 剂，水冲服。后又间断服药 30 余剂，疾病告愈。

问题

（5）处方中选用的主方是什么？如何理解处方配伍？方中为何加车前子、黄柏、茯苓、萆薢？

（6）二诊为何加山茱萸？

病例 2 王某，男，26 岁，2013 年 7 月 18 日初诊。

［主诉］睾丸痛、会阴部胀麻 5 个月。

［病史］患者工作多久坐，5 个月前逐渐出现左侧睾丸胀痛，渐及右侧，并感会阴部麻木、胀痛，早泄，小便不爽，尿有滴沥、刺痛感，肛门有异物感，在外院检查有多发混合痔，精液检查白细胞（++），前列腺彩超示：前列腺炎。

［现症］睾丸痛，会阴部胀麻，尿有滴沥、刺痛感，舌质暗红，苔薄白，脉弦细。

［治疗过程］

2013 年 7 月 18 日初诊：处方：生黄芪 60g，赤芍 20g，防风 10g，白花蛇舌草 30g，升麻 6g，萆薢 30g，黄柏 10g，茯苓 15g，车前子 30g（包煎），12 剂，水煎服，日 1 剂，每日分两次服用。

8 月 1 日二诊：睾丸痛、肛门异物感消失，会阴部胀麻明显减轻，小便基本正常，舌脉同前，继以本方为基础酌加益肾收涩药物，前后共服药 1 月余，病情基本缓解。

【问题解析】

病例 1

（1）患者有小便不利、尿频、尿急的症状，归属于中医学“淋证”范畴，其舌质红，苔薄黄，脉滑数，可判定为湿热证型；由于患者工作平时坐得时间较长，久坐伤气，又有腰部酸困的症状，说明其体内存在气虚的情况，四诊合参，综合诊断，其为气虚兼湿热下注型的淋证。

（2）患者平时嗜酒过度，酿成湿热，湿热毒邪下注膀胱，故出现小便不利、尿频、尿急的症状；患者病史较长，久淋不愈，湿热之邪耗伤人体正气，加之平时工作劳累过度，致脾肾亏虚，故患者出现腰部酸困等症状。

（3）舌质红，苔黄腻，脉滑数，提示患者体内存在湿热的致病因素。

（4）“诸淋者，由肾虚而膀胱热故也”。淋证的病位在肾与膀胱，且与肝脾有关。其病机主要是肾气亏虚，膀胱湿热，气化失司。肾与膀胱相表里，肾气盛衰会直接影响膀胱的气化与开阖。根据患者的症状体征，四诊合参，属久坐伤气，气虚血瘀，清气不升，湿热下注，治以益气升阳，活血祛瘀，解毒利湿。

（5）所选的主方为黄芪赤风汤，该方出自清代王清任《医林改错》，王氏说“此方治诸病皆效者，能使周身之气通而不滞，血活而不瘀，气通血活，何患疾病不除”。方中用大剂量黄芪大补元气，防风助黄芪补气之功力运于全身，赤芍活血化瘀通络，方中加入升麻，配合黄芪升举补气，加入白花蛇舌草以清热燥湿解毒，萆薢、车前子、茯苓清热利尿，渗湿通淋，黄柏清下焦湿热。

（6）山茱萸补益肝肾。

【学习小结】

目前，对慢性前列腺炎的治疗，医者多用清热利湿解毒之品，往往只注意到患者湿热下注、瘀血阻滞的标实之病机，而忽略了其气虚之本。李发枝教授在治疗此病时，用大剂量黄芪补气，防风助黄芪补气之功力运于全身，赤芍活血化瘀通络。车前子、茯苓清热利尿，渗湿通淋；《济生方》记载萆薢丸：“用川萆薢研细末，酒和为丸……治小便频数。”黄柏具有清热燥湿、泻火解毒之功效，用于治疗热淋。现代药理研究表明，黄柏对前列腺有一定的渗透趋势。李发枝教授用黄芪赤风汤加清热解毒利湿药治疗此病，既治其气虚之本，又祛其湿热毒瘀之标实，标本兼治，恰合其病机。

【课后拓展】

1. 阅读理解《金匮要略・消渴小便不利淋病脉证并治》《中藏经》《诸病源候论》有关淋证的论述。

2. 查阅西医学对本病的认识、研究和进展。

3. 通过对本病的学习，写出学习心悟。

4. 参考阅读：

（1）金杰，李发枝运用黄芪赤风汤经验［N］. 中国中医药报，2015-08-07（5）.

（2）郭军，耿强.《慢性前列腺炎中西医结合诊疗指南》解读［J］. 中国男科学杂志，2008，22（11）：63-64.

第三节　生殖器疱疹、尖锐湿疣

生殖器疱疹是因感染单纯疱疹病毒而引起的一种复发性疾病。SV-2（单纯疱疹病毒Ⅱ型）是生殖器疱疹的主要病原体。外生殖器或肛门周围有群簇或散在的小水疱，2 ～ 4 天后破溃形成糜烂或溃疡，自觉疼痛。腹股沟淋巴结常肿大，有压痛，起疹前局部有烧灼感，针刺感或感觉异常。尖锐湿疣是由人乳头瘤病毒（HPV）感染所致的以肛门生殖器部位增生性损害为主要表现的性传播疾病。外生殖器和肛周是最容易发生感染的部位，复发率高，传染性强。

【辨治思路】

李发枝教授认为，生殖器疱疹和尖锐湿疣虽然是由不同病毒感染引起的病证，但其病位、症状有类似之处，其病机均为气虚兼湿热毒邪下注，故可用同一方药治疗。其治则以益气祛湿清热为主，方选黄芪赤风汤合二妙散加清热祛湿药。基本处方：黄芪 60g，赤芍 15g，防风 10g，升麻 10g，白花蛇舌草30g，车前子30g，苍术20g，黄柏10g，土茯苓15g，生薏苡仁30g，甘草10g。方中重用黄芪大补元气，益气健脾，有托毒敛疮之功，既治病之本，又防病之变，还可调整机体的免疫功能；赤芍清热凉血，散瘀止痛；防风发表祛风，胜湿止痛止痒；黄芪配伍防风，还能鼓舞胃气；加黄柏、苍术、生薏苡仁、车前子等燥湿利湿，清热解毒；药证合拍，疗效颇佳。

【典型医案】

病例1 王某，男，39岁，2014年6月26日初诊。

［主诉］生殖器疱疹2个月。

［病史］患者2个月前无明显诱因外生殖器部位出现集簇的小水疱，破溃后形成糜烂，局部灼热伴疼痛不适，无发热，舌质红，苔黄腻，脉滑。有痔疮、前列腺炎病史。

［现症］外生殖器部位出现集簇的小水疱，破溃后形成糜烂，局部灼热伴疼痛不适，无发热，舌质红，苔黄腻，脉滑。

问题

（1）患者有痔疮、前列腺炎病史，思考有何意义？

（2）患者的发病机制是什么？

（3）讨论本案所属证型及治疗原则。

［治疗过程］

2014年6月26日初诊：处方：黄芪60g，赤芍30g，防风10g，升麻6g，白花蛇舌草30g，车前子30g，苍术20g，黄柏12g，土茯苓30g，生薏苡仁30g，甘草10g，15剂，日1剂，水煎服，分两次温服。

2015年6月5日二诊：间断服上药至今，服药期间生殖器疱疹、痔疮、前列腺炎均未再发作。

问题

（4）处方中选用的主方是什么？如何理解处方配伍？

（5）方中为何加土茯苓、生薏苡仁两味药？

病例 2　郭某，男，65 岁，2014 年 5 月 22 日初诊。

［主诉］生殖器疱疹 1 年半。

［病史］患者 1 年半前感肛门周围不适，渐于肛周、前阴、龟头等处出现成簇小水疱，基底部色红，初痒后痛，部分顶部有溃烂，患者曾在外院查人类免疫缺陷病毒抗体阴性。

［现症］患者精神压力较大，感周身乏力，食少便溏，舌质淡，苔白厚腻，脉沉细。

［治疗过程］

2014 年 5 月 22 日初诊：处方：生黄芪 60g，赤芍 10g，防风 10g，升麻 6g，苍术 30g，黄柏 12g，土茯苓 40g，白花蛇舌草 30g，生薏苡仁 30g，车前子 30g（包煎），生甘草 20g，10 剂，水煎服，每日 1 剂。

6 月 2 日二诊：患者肛门周围及生殖器部位原有疱疹疼痛明显减轻，破溃处均已结痂，无新发疱疹，舌质淡，舌苔较前变薄，继以本方为基础，随症增减药物，共治疗 1 月余，疱疹完全消失。

【问题解析】

病例 1

（1）患者有痔疮、前列腺炎病史，提示患者下焦湿热之邪壅盛，湿热郁久，易于耗伤人体正气，正气亏虚，使人体更易遭受外来毒邪侵袭而感染疾病。

（2）患者体内素有湿热，湿热蕴久，耗伤正气，易于外感时毒，湿、热、毒、瘀互结，郁于肝肾，下注二阴而致病。

（3）本病可辨为气虚血瘀，湿毒流注下焦，治以益气升阳，解毒祛湿，以黄芪赤风汤加味。

（4）所选的主方为黄芪赤风汤合二妙散加味，方中黄芪用量独重，大补元气，治疗气虚证。黄芪益气固表，托疮生肌，痈疽难溃或久溃不敛之证必用大剂量黄芪；赤芍清热凉血，活血散瘀，以清羁留之瘀热；防风升阳散湿，祛风解痉止痛；加入升麻，配合黄芪升举补气。二妙散具有清热燥湿的功效，主治湿热下注之湿疮等证；《外科方外奇方》记载其主治湿风烂疮。方中加入白花蛇舌草、车前子，以加大清热燥湿解毒之功效。

（5）《本草汇编》《本草纲目》《滇南本草》《赤水玄珠》等著作都记载了土茯苓治杨梅疮毒及恶疮痈肿，故李发枝教授在治疗生殖器疱疹、尖锐湿疣时用之。生薏苡仁性偏寒凉，长于利水渗湿，清热排脓，除痹止痛。现代研究表明，薏苡仁含有多种活性物质，在临床上多用于治疗扁平疣、寻常疣、软疣、丝状疣等，故李发枝教授在治疗生殖器疱疹、尖锐湿疣时喜用之。

【学习小结】

古代医家对生殖器疱疹的病因病机认识得相当全面。尽管历代医家对引起生殖器疱疹的病因各有侧重，但归纳起来，本病是多种因素共同作用的结果，病因主要有房事不洁、外感风热、湿热内蕴、七情内伤、虫毒侵袭、内因体虚等。《素问·刺法论》云："正气存内，邪不可干。"《素问·评热病论》有"邪之所凑，其气必虚"的记载，因此，正虚邪实是生殖器疱疹发病的总病机，生殖器疱疹是虚实夹杂之证，正气不足是生殖器疱疹发生的主要原因，邪气入侵则是重要条件。

目前对于生殖器疱疹或尖锐湿疣的治疗，临床多选用清热解毒燥湿的中药治疗，但疗效并不理想。李发枝教授认为，生殖器疱疹或尖锐湿疣的病机不仅是湿热下注，还应考虑到气虚为本的病因病机。黄芪赤风汤出自清代王清任《医林改错》，由黄芪、赤芍、防风组成。方中用大量黄芪补气，治疗气虚证。方中黄芪性温升阳，味甘温，能温中健脾，补中益气，善治脾胃虚弱，且外能固表止汗，内能治疗阴证疮疡，是收口生肌必用之药；赤芍味苦微寒，清热凉血，活血散瘀，以清羁留之瘀热；防风辛甘微温，能升阳散湿，祛风解痉止痛，王清任谓黄芪赤风汤"疗诸疮诸病或因病虚弱者"。李发枝教授在黄芪赤风汤原方基础上加升麻，配合黄芪升举补气。《素问·阴阳应象大论》云“气虚宜掣引之”，即指升举补气之法。并在原方基础上加入白花蛇舌草、土茯苓、车前子、生薏苡仁、苍术、黄柏等燥湿之品，考虑其标实之候。苍术、黄柏为二妙散，具有清热燥湿之功效。加入白花蛇舌草、车前子，以加大清热燥湿解毒之功效。《本草纲目》《滇南本草》等著作都记载了土茯苓治疗杨梅疮毒及恶疮痈肿，故李发枝教授在治疗生殖器疱疹、尖锐湿疣时常用之。现代研究表明，薏苡仁含有多种活性物质，在临床上多用于治疗扁平疣、寻常疣、软疣、丝状疣等，故李发枝教授在治疗生殖器疱疹、尖锐湿疣时喜用之。

【课后拓展】

1. 阅读理解《肘后备急方》《诸病源候论·热疮候》《圣济总录》《马培之医案》《外科启玄》《女科经纶》有关该病的论述。

2. 查阅西医学对本病的认识、研究和进展。

3. 通过对本病的学习，写出学习心悟。

4. 参考阅读：张佩江，王丹妮．李发枝运用黄芪赤风汤加味治疗艾滋病合并生殖器疱疹、尖锐湿疣经验［J］. 中国中医基础医学杂志 .2014，24（10）：1423–1424.

第十一章　黄芪桂枝五物汤证

黄芪桂枝五物汤出自《金匮要略·血痹虚劳病脉证并治》，原条文云："血痹阴阳俱微，寸口关上微，尺中小紧，外证身体不仁，如风痹状，黄芪桂枝五物汤主之。"何为血痹？血痹是指因气血不足，或感受风邪，血凝于肌肤所引起的身体局部皮肉木而不仁的疾病（即西医学的"感觉障碍"），其病机为营卫气血不足，风袭肌肤，络脉痹阻，治宜益气通阳，和营行痹。重用黄芪以补气，桂枝、芍药通阳除痹，生姜、大枣调和营卫。

黄芪桂枝五物汤在临床上治疗各种原因所致的多发性神经炎、周围神经损伤，某些脊髓空洞症，脊髓压迫症，中风后遗症等。

李发枝教授临床上运用黄芪桂枝五物汤的辨证要点：恶风如微风吹，麻木不仁，病在表不用甘草，病在左加当归，病在右加附子。

第一节　痹证（颈肩综合征）

颈肩综合征，乃是颈部、肩部，以至臂肘的肌筋并联发生酸软、痹痛、乏力感，以及功能障碍等临床表现的病证。本病多于肩周炎基础上累及演进形成，好发于中老年人，以女性的发病率较高。尚缺乏特效治疗，故病程迁延，是临床常见的难治病之一。

【辨治思路】

李发枝教授认为，该病属于血痹范围，系营卫气血不足、风袭肌肤、络脉痹阻所致，治当益气通阳，和营行痹，用黄芪桂枝五物汤加减。李发枝教授在临床与教学实践中反复强调，黄芪桂枝五物汤所治的血痹是肢体局部肌肤木而不仁，即原条文中的“外证身体不仁，如风痹状”。何为“不仁”？《诸病源候论·风不仁候》云“其状搔之皮肤如隔衣是也”，即后世所谓的“木”。何为“风痹”？《诸病源候论·风痹候》云：“其状肌肉顽厚或疼痛。”黄芪桂枝五物汤治“身体不仁，如风痹状”，就是治疗肢体局部麻木不仁或者有轻微疼痛。这里要区别“麻”和“木”，“麻”是指肢体有如虫行等感觉的异常，“木”则是肌肤不知疼痛、痒、冷等感觉障碍。颈肩综合征多因气虚受风，血凝于颈肩部所致的木或疼痛，以木为主；它与颈椎病所致的头晕、手麻、耳鸣等类似，虽然都是气虚受风，但治疗不同，该病以黄芪桂枝五物汤为主，颈椎病则以补中益气汤为主加减。

【典型病例】

病例 1　王某，男，48 岁，1991 年 5 月 5 日初诊。

［主诉］右大腿外侧有如掌大一片，如风吹状，兼有麻木，夜间疼痛 3 年。

［病史］患者 3 年前夏天发病，西医诊断为末梢神经炎，服常规西药无效。

［现症］右大腿外侧有如掌大一片，如风吹状，兼有麻木，夜间疼痛，脉虚大无力，舌苔正常。

问题

（1）根据症状及舌苔、脉象，属于中医学的什么病？

（2）脉虚大无力，说明什么？

［治疗过程］

1991 年 5 月 5 日初诊：黄芪 60g，桂枝 20g，白芍 30g，乌梢蛇 15g，土

鳖虫 15g，生姜 10g，大枣 5 枚为引，5 剂，水煎服，日 1 剂，每日分两次服，服后而愈。

问题

（3）李发枝教授开的是什么方？

（4）为什么加乌梢蛇、土鳖虫？

病例 2 张某，男，40 岁，2003 年 8 月 29 日初诊。

［主诉］颈肩背面强急而痛 3 年。

［病史］患者职业为会计，常年久坐，办公桌距空调较近。3 年前开始颈肩背面强急而痛，遇寒加重，伴双手指麻时轻时重 1 年，脉虚弦，舌正红，苔薄白。

［现症］颈肩背面强急而痛，遇寒加重；伴双手指麻时轻时重 1 年，脉虚弦，舌正红，苔薄白。

问题

（1）此疾属中医学的“血痹”，其病机是什么？

（2）此类型血痹的治疗原则是什么？

［治疗过程］

2003 年 8 月 29 日初诊：处方：黄芪 60g，桂枝 20g，白芍 20g，葛根 30g，白芥子 12g，白术 15g，防风 10g，乌梢蛇 15g，泽泻 20g，黄柏 12g，生姜 10g，大枣 5 枚，6 剂，水煎服，日 1 剂，每日分两次服用。

9 月 7 日二诊：服上方后诸症大减，上方去黄柏，再服 6 剂而愈。

问题

（3）为什么加防风、白术？

（4）为什么加葛根？

（5）为什么加白芥子？

【问题解析】

病例 1

（1）属于中医学的血痹。

（2）脉虚大无力，说明气虚。

（3）黄芪桂枝五物汤。

（4）乌梢蛇味甘、平，无毒，归肝经，具有祛风、活络、定惊的功效。土鳖虫味咸、寒，有小毒，归肝经，破瘀血，续筋骨而散瘀止痛。此病病机为营卫气血不足，风袭肌肤，络脉痹阻，治宜益气通阳，和营行痹，在黄芪桂枝五物汤的基础上，李发枝教授灵活加入乌梢蛇、土鳖虫两味药，以加强祛风除痹之力。

病例 2

（1）其病机为气虚受风，痰阻肌腠。

（2）治当益气祛风，解肌化痰。

（3）该患者受风遇冷加重，加白术、防风合原方黄芪，系玉屏风散，专治气虚受风。

（4）加葛根为葛根汤去麻黄之意。葛根汤由麻黄、葛根、桂枝、白芍、甘草、生姜、大枣组成，治“太阳病，项背强几几，无汗恶风”。因该疾主要是气虚受风，不是风寒束表，故可去麻黄。

（5）关于白芥子，《本草纲目》云：“辛，热，无毒。”《得配本草》云：“入手太阴经气分。通经络，散水饮，除疟癖，治喘嗽。”白芥子具有温肺豁痰利气、散结通络止痛之功，李发枝教授在治疗经络受阻的各种“麻”症时，喜加此药以增效，一般用炒白芥子。

【学习小结】

痹证（颈肩综合征）是临床常见病之一，属中医学“血痹”范畴，多因久坐或肩背受风所致。李发枝教授认为，久坐伤气，气虚则卫外不固，气虚是本病的内因，而或寒，或风，或湿阻滞经络不通，是本病的发展变化，故以益气通阳、和营除痹为大法，使用黄芪桂枝五物汤治疗。需要注意的是，此颈肩综合征当与颈椎病加以鉴别，共同点都是气虚，但程度不同，部位及病变范围不一样，颈肩综合征比较单纯，只是颈肩周围的疼痛，而颈椎病的病变范围更大一些，可以导致手麻、头晕、心慌、心悸、呕吐等，颈椎病需要用补中益气汤加减治疗。

【课后拓展】

1. 阅读理解《素问·痹论》《金匮要略》有关痹证的论述。
2. 查阅西医学对本病的认识、研究和进展。
3. 通过对本病的学习，写出学习心悟。
4. 参考阅读：

（1）张虹．名老中医郭维淮应用黄芪桂枝五物汤治疗痹证经验谈［J］．中医药学报，2008，36（3）：45-46.

（2）张保国，刘庆芳．黄芪桂枝五物汤现代临床应用［J］．中成药，2010，32（5）：837-840.

（3）陈莉华，吴涛，李政伟，等．李发枝对艾滋病合并股骨头坏死的认识与治疗［J］．中国中医基础医学杂志，2017，23（9）：1319-1320.

第二节　中风（中风后遗症）

中风是以猝然昏仆，不省人事，半身不遂，口舌㖞斜，言语不利为主症的一类疾病，病轻者可无昏仆，而仅见口舌㖞斜或伴半身不遂等症状。

由于本病发生突然，起病急骤，古人形容“如矢石之中，若暴风之急速”。临床见症不一，变化多端而速疾，有昏仆、抽搐，与自然界“风性善行而数变”的特征相似，故古代医家取类比象而名之为“中风”；又因其发病突然，亦称之为“卒中”。《伤寒论》有“中风”病名，如《伤寒论·辨太阳病脉证并治》云：“太阳病，发热，汗出，恶风，脉缓者，名为中风。”此乃伤寒表虚证，与本节所述不可混淆。

本节着重讨论风自内生而致的中风，即类中风，包括西医学的脑出血、脑血栓形成、脑栓塞、蛛网膜下腔出血、脑血管痉挛等脑血管疾病，以及周围性神经麻痹等。

【辨治思路】

李发枝教授在长期的教学及临床实践中，对其治疗逐渐摸索出一套行之有效的辨证思路。在病因方面，认为感受外邪、烦劳暴怒可以诱发本病。同时，本病的发生与体质、饮食有着密切关系。《金匮要略·中风历节病脉证并治》云："脉络空虚，贼邪不泻。"根据社会的发展，此病发作期都到西医急诊治疗，能够用中医药治疗的大部分都是后遗症。在治疗中风后遗症方面，李发枝教授力推清代陈士铎《辨证录·中风门》的理论。

其一，治风先治气血。由《辨证录》可知，清初外风之说仍为主流，以至于当时一见人昏仆，便诊断为中风，投以祛风之药。《辨证录》多出对此给予批驳纠正，并指出风药的危害："风药必耗灼其血，血干而气益不顺，气既不顺，而血益加虚，必变为废弃人矣。"指出祛风之品辛温燥烈，用之多伤人阴血；中风之人本就痰瘀痹阻脉络，阴血再伤则更为凝滞，气血难以周流；尤其素多内热之人中风，乃"肾水不足以养肝，肝木太燥，木自生风而自仆"，若以风药治之，"鲜不立亡"。故陈氏多用人参、茯苓、白术，多以补益药为主，少用祛风之药，体现了"治风先治血，血行风自灭"的中医治疗特点。

其二，疾病传变，基于五行。陈氏曰："人有素多内热，一旦颠仆，目不识人，左手不仁，人以为中风之症，谁知此乃肾水不足以养肝，肝木太燥，木自生风而自仆，非真中风也。若作风治，鲜不立亡；即作气虚治，亦阳旺而阴愈消，非恰中病情之法。必须仍补肾水以生肝木，则木得其养，而左手之不仁可以复愈。方用六味地黄汤加味治之。"

其三，"有人身未猝倒，而右手不仁，言语謇涩，口中流沫，人以为半肢风也。然而非外来有风，乃本气自病，所谓中气之病也。夫气何以曰中，因其似乎中风，而又非中风，故别其名曰中气。其实乃气虚，而非气中，因其气虚，故不中于左，而中于右。盖人身左属血，而右属气也。惟女子则右为血，而左为气。今所言之病，乃男子耳。男子既右手之不仁，非气虚而何？既是气虚，可不急补其气乎？一补气，而右手之不仁，随补而随效也。方用至仁丹（人参、白术、黄芪、茯苓、半夏、肉桂、薏苡仁、甘草）”。

其四，“有人身未颠仆，左手半边不仁，语言謇涩，口角流涎，人亦以为半肢风也，然而此非风也，乃血虚之故。血不能养筋脉，有似乎中耳。夫中气病速，而易于奏功；中血病缓，而难于取效。盖中气阳症，中血阴症，阳速而阴迟耳，方用生血起废汤（葳蕤、熟地黄、山茱萸、当归、茯苓、白芥子）……不知血病多痰，消痰始能补血。况中血之病，血虚之极，膜膈之间，无非痰也，非多用白芥子断不能消。白芥子消痰而不耗气，且能助补血之药以生血，故始终之所必需”。

中风后遗症不管是病发于左或右，均为气血亏虚、体内素有痰湿所致。因此，李发枝教授本陈士铎之意，在黄芪桂枝五物汤的基础上，根据病情分别合六味地黄汤、至仁丹、生血起废汤，而加党参、白术、茯苓、半夏、炒白芥子、肉桂、巴戟天等，每每收效。

【典型病例】

病例 曹某，男，70 岁，2008 年 10 月 20 日初诊。

［主诉］右侧半身不遂，语言謇涩，饮水呛咳半个月。

［病史］患者于 10 月 5 日因突然右侧半身不遂，语言謇涩，饮水呛咳，住某中医院，经 CT 检查，诊断为脑梗死，输液半个月，病情无好转，请李发枝教授会诊。

［现症］初诊症状同前，时流口水，插鼻饲管注入流质食物，二便正常，舌质淡，苔白滑，脉紧（血压、血糖正常）。

问题

（1）根据病史、现症，可诊断为中医学的什么病？

［治疗过程］

2008 年 10 月 20 日初诊：处方：黄芪 80g，桂枝 30g，白芍 30g，巴戟天 30g，白术 15g，炙远志 10g，石菖蒲 15g，炒白芥子 12g，制附子 3g，半夏 15g，茯苓 15g，生姜 10g，大枣 5 枚，6 剂，水煎鼻饲。

10 月 27 日二诊：右上下肢较前稍有力，口水少，语言稍利，可食少量煮鸡蛋。继服上方 15 剂。

11 月 15 日三诊：拔掉鼻饲管，可食半流质，仍时有呛咳，语言缓慢，可下床倚人行走，但右下肢抬不高，右手握力较前好转，后以上方加当归 15g，山茱萸 12g，服 4 个月，除右上肢稍无力外，余症消失。

问题

（2）处方以何方为主？

（3）三诊时为什么加当归、山茱萸？

【问题解析】

病例

（1）可以诊断为中医学的“中风”。

（2）黄芪桂枝五物汤。

（3）当归养血活血，山茱萸补益肝肾。

【学习小结】

中风后遗症是临床多发病、常见病，长期以来中医药治疗积累了丰富的经验及可靠的疗效。对于一侧或双侧肢体痿软、麻木，语言謇涩等，各家认识不尽相同。李发枝教授熟读《金匮要略》，对陈士铎《辨证录·中风门》尤为推崇。不管该病发病时间有多久，发病病因都离不开气血亏虚、素体湿盛、痰瘀阻滞经络，因此，“治风先治血，血行风自灭”而不用风药，以益气通阳、和营行痹的黄芪桂枝五物汤为基础方，根据患者情况，偏血虚的加白术、附子、半夏，偏气虚夹痰的加当归、山茱萸、白芥子、石菖蒲、五味子、肉桂、薏苡仁。

【课后拓展】

1. 阅读理解《金匮要略》《辨证录·中风门》相关条文。

2. 查阅西医学对本病的认识、研究和进展。

3. 通过对本病的学习，写出学习心悟。

4. 参考阅读：

（1）李发枝 . 对《金匮》中风病因学说的再认识［J]. 河南中医,1998(3)：7-8，63.

（2）吴朋骢 . 黄芪桂枝五物汤治疗中风的现代文献研究［D］. 北京中医药大学，2005.

第十二章　咳　嗽

咳嗽是因外感六淫，脏腑内伤，影响于肺，肺失宣肃，肺气上逆所致的有声有痰之证，它既是一个症状，又可以是一种独立的疾病。《素问病机气宜保命集》云："咳谓无痰而有声，肺气伤而不清也；嗽是无声而有痰，脾湿动而为痰也。咳嗽谓有痰而有声，盖因伤于肺气，动于脾湿，咳而为嗽也。"临床上多痰、声并见，故以咳嗽并称。外感咳嗽常见于上呼吸道感染、急性支气管炎、肺炎等；慢性咳嗽常见于慢性支气管炎、肺结核、肺心病、肺癌等。相关检查：可结合病史、病情、体征做相关检查，如血常规、血沉、痰培养、胸部X线检查，以协助诊断。

第一节　止嗽散证

咳嗽虽为小疾，但有"良医难治咳嗽"之说。清代医家程钟龄创制了温而不燥、润而不腻的止嗽散，符合肺为娇脏、不耐寒热的生理特点，疗效颇佳，如《医学心悟》记载止嗽散能"治诸般咳嗽"，其组成为荆芥、桔梗、紫菀、百部、白前、甘草、陈皮，功效为止咳化痰，疏表宣肺，主治风邪犯肺之咳嗽。本方为治疗风邪犯肺之咳嗽的常用方剂。现代常用于治疗上呼吸道感染、急慢性支气管炎、百日咳等属风邪犯肺之咳嗽者。

【辨治思路】

李发枝教授认为，咳嗽病因复杂，有“五脏六腑皆令人咳，非独肺也”之说，但无论何种原因所致咳嗽，皆与肺失宣降相关，故止嗽散侧重于调理肺气宣降：百部、紫菀温润止咳，桔梗升提肺气以利膈，白前下气开壅以止咳，四药皆有调整肺气升降之功。行气祛痰的陈皮和祛风解表的荆芥均有开宣肺气之功。故组成止嗽散的七味药物，除甘草外，均是围绕调理肺气宣降而组成；功效以止咳化痰为主，止嗽散的君药百部可治多种咳嗽，与止嗽散可止诸般咳嗽的截断功效相吻合。

止嗽散所治咳嗽属“风咳”范畴。《诸病源候论·咳嗽病诸候》云：“又有十种咳。一曰风咳，欲语因咳，言不得竟是也。”风咳常表现为急迫性、挛急性和阵发性，受风受寒而发，反映“风者善行而数变”“风盛则挛急”的致病特点；伴咽痒、无痰或者少痰等，则体现了“无风不作痒”“风盛则动”的发病特点。同时，外感风邪迁延不愈，往往入里停留。《素问·风论》云：“风者百病之长也，至其变化乃为他病也，无常方，然致有风气也。”因此，迁延性咳嗽（喘）等，往往是风邪所致。

【典型医案】

病例 闫某，男，41岁，2013年9月10日初诊。

［主诉］咳嗽、咳吐白痰1个月。

［病史］患者1个月前因不慎受凉后出现咳嗽，咳吐少量白痰，咽痒不适，遇风咳嗽易诱发，遇寒热咳嗽不明显，曾自行服用中成药（具体药物不详）治疗，症状未见明显好转，遂来就诊。

［现症］咽痒，咳嗽，咳吐少量白痰，无口渴，无汗出，二便调，舌质淡红，苔薄白，脉浮。

问题

（1）患者咽痒一症，思考有何意义？

（2）结合病例思考外邪与咳嗽的关系。

［治疗过程］

2013年9月10日初诊：处方：荆芥10g，防风12g，白前12g，前胡12g，百部12g，桔梗12g，紫菀12g，款冬花12g，浙贝母12g，蝉蜕12g，甘草10g，7剂，日1剂，水煎服，每日分两次服。嘱其勿食生冷食物。

9月27日二诊：晨起觉咽中不适，咳吐少许黄或白痰，余症均明显缓解，继服上方加冬瓜仁30g，木蝴蝶12g，10剂，水煎服，再服上方7剂，煎服法及饮食禁忌同前。

问题

（3）二诊为何加冬瓜仁、木蝴蝶两味药？

【问题解析】

病例

（1）本病症状中的“咽痒”，有着风邪致病的典型特征。《医学入门·咳嗽·总论》云：“风乘肺咳，则鼻塞声重，口干喉痒，语未竟而咳。”咽为肺之门户，肺主一身之气，为五脏之华盖，气机升降之道，司清浊之宣运，外合皮毛。风邪易侵犯肺系，痒自风来。

（2）风为百病之长，可单独致病，亦常兼夹其他邪气致病。风邪侵袭人体，经治疗表解不彻，内传入肺，肺失宣降。肺气以降为顺，肺气上逆，导致出现咽痒咳嗽；肺气郁闭，津凝不布，故见咳吐少量白痰。表解不彻，内传入肺，加之风邪袭表，故遇风咳嗽易诱发，而遇寒热咳嗽不明显。

（3）冬瓜仁清肺化痰，利湿排脓；木蝴蝶清肺利咽，化痰止咳。

【学习小结】

止嗽散原方出自清代程钟龄《医学心悟》，其云："治诸般咳嗽。"主治风邪袭肺之咳嗽。李发枝教授认为，肺主一身之气，咳嗽之病，或失于宣，或失于降。若气升多，则多用降法；若气降多，则多用升法。本方之辨证要点为外感风寒，寒不太甚，没有寒热表证，亦无周身疼痛，咽喉痒则易诱发咳嗽或遇风咳嗽明显（此处当分遇风而非遇寒），咳少量白痰或无痰，舌正常或偏淡，脉浮。此类患者体质不强不弱，感邪不重，感冒后迁延咳嗽，常用本方治疗。原方由荆芥、紫菀、百部、白前、桔梗、陈皮、甘草组成，李发枝教授在此基础上加防风以助荆芥祛风解表之功，祛风宣肺止咳，加前胡、款冬花、浙贝母加强止咳化痰之力，有"祛风而不过表，下气而不过降"之谓。

【课后拓展】

1. 阅读理解《医学心悟》《证治汇补·痰证》有关本方与咳嗽论述。

2. 查阅西医学对本病的认识、研究和进展。

3. 通过对本病的学习，写出学习心悟。

4. 参考阅读：

（1）王丹妮，蒋自强，刘成丽，等. 李发枝教授艾滋病咳嗽医案数据挖掘分析［J］. 中国实验方剂学杂志，2013，19（22）：335-338.

（2）张明利，王玉光. 李发枝教授治咳十法述要［J］. 新中医，2009，41（2）：16-18.

（3）张晓丹，陈西平，邓中甲. 止嗽散"治诸般咳嗽"浅议［J］. 山东中医杂志，2010，29（10）：725.

第二节　麦门冬汤证

麦门冬汤出自《金匮要略·肺痿肺痈咳嗽上气病脉证并治》，其云："大逆上气，咽喉不利，止逆下气者，麦门冬汤主之。”此为肺胃阴虚、虚火上炎之证，症见咳唾涎沫，气喘短气，咽干口燥，舌干红，少苔，脉虚数。其咽喉不利，一因肺胃阴伤，不得濡润，一因虚火上炎，灼津碍气之故，治宜滋养肺胃之阴，阴津得充，虚火自降。方中所用麦冬用量大，可养胃生津，清肺润燥，人参、甘草、大枣、粳米强脾胃，补气血，扶正气以助生津之功；何以选用粳米而不用糯米？粳米、糯米都有扶养胃气、营养后天之功，然粳米偏寒，糯米偏温，所以养护胃阴，所选米类以粳米为宜，此既荣养胃气，又可抑其虚火，不伤阴液。上药相伍，胃得以养，阴得以生，肺得以润，则虚火自灭，正可谓“培土生金”之意。佐以半夏辛温之性，一者降逆化痰，利咽下气，再者味辛以开胃气，使诸药得功。此方药仅六味，主从有序，相使相须，对于虚热肺痿、咳唾涎沫者，是正治之方；对于胃阴不足、虚火上炎者，亦为恰当之剂。

【辨治思路】

关于肺痿咳嗽的治疗和麦冬的临床运用，李发枝教授在《金匮要略》的教学实践中反复研究思考，对其条文前后对照认为：麦门冬汤虽可治气虚肺痿，但从原条文所述来看，主要是治咳嗽上气。正文中仅甘草干姜汤一方，但附方有炙甘草汤、生姜甘草汤，本为仲景书中方。此外，尚有《千金》甘草汤、《千金》桂枝去芍药加皂荚汤，包括甘草干姜汤在内的五首方剂，除桂枝去芍药加皂荚汤外，其余四首均以甘草为主药，可见甘草在治疗肺痿中的重要性，可能是取其补土生金。此外，从这五首方剂的用药来看，虽然炙甘草汤中有生地黄、阿胶、麦冬养阴，但总的来说，仍偏于温，是以温养复气为主，这对于治疗肺痿有一定的指导意义。

麦门冬汤证的辨证要点：咽喉痒，咳嗽无痰或有少许白黏痰；遇风或冷不加重；舌质红，舌苔薄白，上面有红点。

【典型医案】

病例　李某，男，41 岁，2013 年 11 月 29 日初诊。

［主诉］阵发性干咳 11 年，反复并加重 1 月余。

［病史］患者于 11 年前因感冒出现咳嗽、吐痰，经对症治疗感冒症状消失，仍有阵发性咳嗽，于晚上或遇刺激性气味加重，未予重视；此后每年均有发作，且逐年加重，每次均需治疗四至五个月才能恢复，先后使用抗炎、镇咳及中药等多种手段，疗效不佳。

［现症］神志清，精神差，表情痛苦，阵发性干咳，约 1 小时发作 1 次，严重影响睡眠，纳可，二便正常，舌质红，苔薄白，脉浮。

问题

（1）思考患者干咳 11 年，有何意义？

（2）结合病例，试述外感咳嗽与内伤咳嗽的关系。

［治疗过程］

2013 年 11 月 29 日初诊：处方：麦冬 40g，清半夏 9g，生晒参 5g，南沙参 30g，大枣 20g，甘草 21g，3 剂，日 1 剂，水煎服，每日分两次服。嘱其勿食生冷、水果及甘甜食物。

12 月 2 日二诊：患者剧咳大减，已能安睡，仅偶尔咳嗽几声，无痰，未感胸闷、气短，自觉病情已得到良好控制，继服上方 7 剂，以巩固疗效。

问题

（3）处方中选用的主方是什么？如何理解处方配伍？

【问题解析】

病例

（1）干咳 11 年，反复发作，病程较长，迁延日久，可考虑从内伤咳嗽论治。

（2）两者又可互为因果。外感咳嗽与内伤咳嗽可相互影响为病，病久则邪实转为正虚。外感咳嗽如迁延失治，邪伤肺气，更易反复感邪，而致咳嗽屡作，转为内伤咳嗽；肺脏有病，卫外不固，易受外邪引发或加重，特别在气候变化时尤为明显。久则从实转虚，肺脏虚弱，阴伤气耗。由此可知，咳嗽虽有外感、内伤之分。本病例即为外感后咳嗽，治疗不彻，迁延日久，逐渐转为内伤咳嗽。

（3）主方为麦门冬汤，方中重用麦冬滋养肺胃，清降虚火为君；人参益气生津为臣；半夏降逆化痰为佐；甘草、大枣、粳米益胃气，生津液为使。诸药合用，使肺胃气阴得复，则虚火平，逆气降，痰涎清，咽喉利，咳喘自愈。

【学习小结】

麦门冬汤出自《金匮要略·肺痿肺痈咳嗽上气病脉证并治》，原文云："大逆上气，咽喉不利，止逆下气者，麦门冬汤主之。"李发枝教授认为，本证乃因肺胃（主要是胃）阴虚，阳气偏盛，偏盛之阳气上逆（即虚火上炎）致肺气不降，故见咳喘、咽喉不利等；而阳气之所以上逆，乃因阴津不足，故欲收"止咳下气"之功，当以清养肺胃之阴为主。本方之辨证要点为干咳或咳嗽伴少量白痰，咳吐不爽，或咳吐涎沫，或口干渴，舌质红，少苔乏津。本方中除半夏有降逆作用外，麦冬亦有降气散结的作用，如《神农本草经》云："味甘平，主心腹结气，伤中伤饱，胃络脉绝，羸瘦短气。"《名医别录》云："心下支满，虚劳客热，口干烦渴，止呕吐。"本方除半夏外，余皆为甘味药，甘药既能补土生金，又可缓上逆之气，而起"止逆下气"的作用。现本方多用于治疗慢性支气管炎、肺气肿、肺心病、呕吐等属肺胃阴虚者。

【课后拓展】

1. 阅读理解《金匮要略》《医门法律》有关咳之论述。

2. 查阅西医学对本病的认识、研究和进展。

3. 通过对本病的学习，写出学习心悟。

4. 参考阅读：王炳恒，孙华，崔维，等. 李发枝运用经方治疗咳喘经验［J］. 河南中医，2017，37（3）：400-403.

第三节　半夏厚朴汤证

半夏厚朴汤出自《金匮要略·妇人杂病脉证并治》，原文云："妇人咽中如有炙脔，半夏厚朴汤主之。"由半夏、厚朴、茯苓、生姜、紫苏叶组成，用于治疗梅核气、胸痹、哮喘、呃逆、呕吐等，西医学称之为胃食管反流所致之咽炎。

【辨治思路】

李发枝教授在临床上运用此方多紧扣病机，首先是有生气的诱因，不管是咳嗽还是哮喘、咽喉不利，总的来说都有气冲上顶的感觉。方中半夏、厚朴、茯苓、生姜燥湿化痰，开凝散结以祛壅滞，紫苏叶宣通肺气，使气顺痰消。本病多由于七情郁结，气机不畅，气滞痰凝，上逆于咽喉之间。半夏厚朴汤证的辨证要点：咳嗽或喘或胸闷，闻异味发作或加重，吐白痰，舌淡，苔白。

【典型医案】

病例　李某，男，32岁，2014年7月28日初诊。

［主诉］咳喘、吐白痰两年。

［病史］患者两年前因不慎受凉后出现咳嗽、吐白痰，曾服中西药（具体药物不详）治疗，症状时轻时重，两年来反复发作，遇冷空气或闻煤烟气体咳喘易诱发，近来服马来酸氯苯那敏片致颜面及下肢浮肿，现已消退，测血压120/80mmHg。

［现症］咳喘，咳吐白痰，遇冷空气或闻煤烟气体咳喘易诱发，舌质稍淡，苔白滑，脉浮滑。

问题

（1）结合患者病史，思考有何意义？

（2）分析遇冷空气或闻煤烟气体与咳喘发作的关系是什么？

［治疗过程］

2014年7月28日初诊：处方：紫苏叶15g，清半夏20g，茯苓20g，厚朴12g，大腹皮12g，鬼箭羽15g，陈皮10g，桂枝15g，白芍15g，杏仁10g，炒紫苏子12g，甘草10g，生姜3片为引，10剂，日1剂，水煎服，每日分两次服用。嘱其勿食生冷、水果及甘甜食物。

9月23日二诊：服上方后咳、喘、痰均减，但便溏。再取上方加生姜至5片，20剂。

12月31日三诊：前症基本愈，再取7月28日方10剂以巩固疗效。

问题

（3）二诊生姜加量之用意是什么？

【问题解析】

病例

（1）外感咳嗽迁延失治，邪伤肺气，更易感受外邪，是故咳嗽反复发作。

（2）因邪伤肺气，冷空气即风寒之邪，感则易发；煤烟气体本非自然界清气，且为有害气体，是亦属外邪，可引发咳嗽。

（3）辛温散寒，止咳祛痰。

【学习小结】

半夏厚朴汤出自《金匮要略·妇人杂病脉证并治》，原文云：“妇人咽中如有炙脔，半夏厚朴汤主之。”宋代《太平惠民和剂局方》又称为“四七汤”，主治“七情之气，结成痰涎，状如破絮，或如梅核，在咽喉之间，咯不出，咽不下，此七气所为也。或中脘痞满，气不舒快，或痰涎壅盛，上气喘急，或因痰饮中结，呕逆恶心，并宜服之”。李发枝教授认为，本证属气滞胸膺，当理气利气，兼以化痰为法。本方之辨证要点为：咳嗽伴见胸闷气短，善太息，咳痰不爽，或闻见刺激性气味即胸闷，咳嗽不止，无寒热之象，亦无身体疼痛，舌正红或略淡，脉弦细。此型咳嗽类似西医学之咳嗽变异性哮喘。原方由紫苏叶、半夏、厚朴、茯苓、生姜组成，李发枝教授在此基础上加木香、陈皮、款冬花、大腹皮、鬼箭羽、前胡、浙贝母、甘草。临证若兼见肺气不降者加苦杏仁、紫菀；有少阳证者加柴胡、黄芩；有寒饮者加干姜、细辛、五味子；痰多者加炒紫苏子、莱菔子；黄痰者加冬瓜仁；肺转移瘤者，加生薏苡仁、三棱、莪术；腹痛者加白芍。

【课后拓展】

1. 阅读理解《河间六书》《医宗必读》有关咳之论述。
2. 查阅西医学对本病的认识、研究和进展。
3. 通过对本病的学习，写出学习心悟。
4. 参考阅读：

（1）张明利，王玉光．李发枝教授治咳十法述要［J］．新中医，2009，41（2）：16-18.

（2）王炳恒，孙华，崔维，等．李发枝运用经方治疗咳喘经验［J］．河南中医，2017，37（3）：400-403.

第四节　小青龙汤证

小青龙汤系东汉张仲景所创，始载于《伤寒论》。张仲景《伤寒论》《金匮要略》有6条应用小青龙汤。《伤寒论》第40条云：“伤寒表不解，心下有水气，干呕，发热而咳，或渴，或利，或噎，或小便不利，少腹满，或喘者，小青龙汤主之。”第41条云：“伤寒，心下有水气，咳而微喘，发热不渴，服汤已，渴者，此寒去欲解也，小青龙汤主之。”《金匮要略·肺痿肺痈咳嗽上气病脉证并治》云："肺胀咳而上气，烦躁而喘，脉浮者，心下有水气，小青龙加石膏主之。"《金匮要略·痰饮咳嗽病脉证并治》云："病溢饮者，当发其汗，大青龙汤主之，小青龙汤亦主之。"《金匮要略·痰饮咳嗽病脉证并治》云："咳逆倚息不得卧，小青龙汤主之。"《金匮要略·妇人杂病脉证并治》云："妇人吐涎沫，医反下之，心下即痞。当先治其吐涎沫，小青龙汤主之。"由上观之，其中3条分别列举了各种症状，但明确指出其病机均是"心下有水气"，故小青龙汤主之；其中2条分别是应用小青龙汤治"咳逆倚息不得卧""吐涎沫"，很明显为痰饮作祟；其中1条直接指明应用小青龙汤治"病溢饮者"。所谓"水气""溢饮"，均属饮证，为广义痰饮范围。归纳6条均是因病痰饮，故小青龙汤主之。《金匮要略·痰饮咳嗽病脉证并治》云："病溢饮者，当发其汗，大青龙汤主之，小青龙汤亦主之。"大青龙汤的主治证为不汗出而烦躁。此病溢饮者必定有外感重证，方用大青龙汤发其汗，否则不正是"病溢饮者……小青龙汤亦主之"吗？《伤寒论》第40条云："伤寒表不解，心下有水气……小青龙汤主之。"伤寒表不解，本应服桂枝汤或麻黄汤以发表，只因心下有水气，故小青龙汤主之。再观小青龙汤的组成，麻黄、桂枝有发汗解表的作用，但同时麻黄有宣肺、桂枝有温阳的作用，且有五味子之酸以收肺气之逆，芍药之敛以佐制麻黄、桂枝之散，变发汗解表为温阳宣肺，寓发表于温阳宣肺之中；干姜、细辛为治痰饮常用药对，观张仲景《金匮要略·痰饮咳嗽病脉证并治》治痰饮所用苓甘五味姜辛汤、桂苓五味甘草去桂加姜辛夏汤、苓甘五味加姜辛半夏杏仁汤、苓甘五味加姜辛半杏大黄汤，均用干姜、细辛蠲痰涤饮；半夏祛痰和胃散结；炙甘草益气和中，又能调和于辛散、酸收之间，兼佐使之用。总之，小青龙汤为温阳宣肺、蠲痰涤饮之剂。盖取其翻江逐浪以归江海，不欲其兴云升天而为云雨之意也。临床见有咳、喘、痰、满，甚则喘息不得卧，或颜面肢体浮肿，舌淡，苔白，脉滑等痰饮之证，无论有无表证，均可考虑辨证应用小青龙汤。

【辨治思路】

小青龙或小青龙加石膏汤证，即所谓的外寒内饮证，其辨证要点：咳嗽或伴痰鸣或兼喘，吐白痰，或稀或黏，遇冷发作或加重，无汗，舌淡，苔白滑。对于原条文所谓之“心下有水气”应活看。如近代名医曹颖甫在《经方实验录》小青龙汤证案下云:“余屡用本方治咳，皆有奇效。顾必审其咳而属水气，然后用之，非以之尽治诸咳也。水气者何？言邪气之属于水者也。如本案张君因习游泳而得水气，其一例也。又如多进果品冷饮，而得水气，其二例也。又如远行冒雨露，因得水气，其三例也。更如夙患痰饮，为风寒所激，其四例也。凡此种水气之咳，本汤皆能优治之……其舌苔亦不必限于白腻。”李发枝教授在对小青龙汤的教学与临床实践中，紧扣原条文对该病的认识，紧紧抓住外有风寒、内有痰饮的总病机，采用化饮法，对于咳嗽或喘的患者，运用要点：遇寒加重，恶闻异味，夜间（尤其是小儿）喉咙间可以听到丝丝痰鸣，吐白或稀痰，都果投之，收效颇佳。若舌不淡或正常，加生石膏；若舌红或有黄苔，加黄芩、冬瓜仁；若外寒已除，去麻黄；若服后心慌或失眠者，去麻黄、加紫苏叶。尤其需要说明的是，对前列腺肥大或小便不利者，一定要慎用麻黄。另外，根据小青龙汤治疗溢饮的理论，李发枝教授发展到运用小青龙汤加减治疗乳腺手术后局部放射性疼痛，取得了较好的临床疗效。

【典型医案】

病例　陈某，女，61 岁，2013 年 7 月 10 日初诊。

［主诉］反复咳嗽 20 余年。

［病史］20 多年前受凉后出现咳嗽，咳吐黄或白痰，曾服用抗炎、抗感染西药及清热解毒中成药治疗，症状时轻时重。20 多年来咳嗽反复发作，遇冷咳嗽加重，自觉咳嗽将愈时会吐白痰，咽痒甚，咳嗽时兼哮喘，另有腰痛，俯仰受限不适。此次发病因患者吹电风扇所致。

［现症］咳嗽吐清稀痰，喉间痰鸣，胸闷气短，无汗出，舌质稍淡，苔白滑，脉弦。

问题

（1）患者咳嗽病史，思考有何意义？

（2）病案中辨证要点有哪些？

［治疗过程］

2013年7月10日初诊：处方：麻黄10g，桂枝15g，白芍15g，干姜12g，五味子12g，细辛3g，清半夏12g，款冬花12g，甘草10g，7剂，日1剂，水煎服，每日分两次服。嘱其勿食生冷、水果及甘甜食物。

7月19日二诊：诸症均减，但汗出。上方加黄芪60g，14剂，水煎服。

问题

（3）二诊中加黄芪的作用是什么？

【问题解析】

病例

（1）外感风寒之邪，虽经治疗但未能及时散表邪，伏藏于肺，因气候因素而诱发，时轻时重。

（2）遇冷咳嗽加重，此次发病因患者吹电风扇所致，咳嗽吐清稀痰，无汗出，舌质稍淡，苔白滑。

（3）汗出稍多，加黄芪以固护卫表，防止汗出过多而耗气伤阳。

【学习小结】

小青龙汤出自《伤寒论》，其中第40条、第41条云：“伤寒表不解，心下有水气，干呕，发热而咳，或渴，或利，或噎，或小便不利，少腹满，或喘者，小青龙汤主之。”“伤寒，心下有水气，咳而微喘，发热不渴。服汤已，渴者，此寒去欲解也，小青龙汤主之。”李发枝教授遵仲景“病痰饮者，当以温药和之”之法则，用干姜、细辛、五味子化除寒饮，用麻黄、桂枝解散风寒，寓中散有收。此类患者素有咳嗽之疾，即西医学所说之慢性支气管炎，又感受了风寒之邪而发，即外感风寒，内有寒饮。本方之辨证要点为咳嗽或伴痰鸣或兼喘，吐白痰，或稀或黏，遇冷发作或加重，无汗，舌淡，苔白滑，但亦有舌质红、少苔的患者。李发枝教授释义原条文所谓“心下有水气”应活看，如近代名医曹颖甫在《经方实验录》小青龙汤证案下云：“余屡用本方治咳，皆有奇效。顾必审其咳而属水气，然后用之，非以之尽治诸咳也。水气者何？言邪气之属于水者也。有因习游泳而得水气；或多进果品冷饮，而得水气；又如远行冒雨露，因得水气；更如夙患痰饮，为风寒所激者。凡此种水气之咳，本汤皆能优治之……其舌苔亦不必限于白腻。”患者寒饮内郁，往往化热而见吐黄或白黏痰，舌质红而苔白，可加冬瓜仁、黄芩等。若小青龙汤证之咳喘，同时伴见流清鼻涕、打喷嚏等所谓过敏性鼻炎者，可加鹿角霜，舌不淡或正常，加生石膏；若外寒已除，去麻黄；若服后心慌或失眠者，易麻黄为紫苏叶。本法应用重在化饮，故名化饮法。但临床上单纯的寒饮不多，多有热化之变，可随症加入生石膏、黄芩、冬瓜仁等药。

【课后拓展】

1. 阅读理解《难经·四十九难》《伤寒论》《金匮要略》有关“寒”“肺”“痰饮”“小青龙汤”的论述。

2. 查阅西医学对本病的认识、研究和进展。

3. 通过对本病的学习，写出学习心悟。

4. 参考阅读：

（1）王丹妮，蒋自强，刘成丽，等. 李发枝教授艾滋病咳嗽医案数据挖掘分析［J］. 中国实验方剂学杂志，2013，19（22）：335–338.

（2）刘晨光，许二平，李发枝. 李发枝治疗鼻室经验［J］. 中医杂志，2013，54（13）：1096–1097.

（3）周正. 李发枝教授治疗儿科疑难杂症验案4则［J］. 中医研究，2014，27（12）：34–37.

（4）张国海，刘辉. 以李发枝教授从医之路探讨中医优秀临床人才培养［J］. 中国中医药现代远程教育，2014，12（12）：20–22.

（5）樊建平．李发枝教授治疗过敏性鼻炎经验［J］．中国中医药现代远程教育，2015，13（6）：23-24.

（6）张明利，王玉光．李发枝教授治咳十法述要［J］．新中医，2009，41（2）：16-18.

第五节　千金苇茎汤证

苇茎汤出自唐代著名医家孙思邈的《备急千金要方》，该方由苇茎、桃仁、冬瓜仁、薏苡仁四味药组成，为治疗肺痈的名方。方中苇茎甘寒清肺泄热；薏苡仁、冬瓜仁甘淡微寒，合用有清热、利湿、滑痰、排脓之功效；桃仁微寒，为行瘀活血、润燥通便之常用药。此方看似平淡，其清热化痰、行瘀排脓之功历来为医家所公认。《金匮要略》关于肺痈的描述："咳而胸满，振寒脉数，咽干不渴，时出浊唾腥臭，久久唾脓如米粥。"因此，是治疗痰热壅肺的首选方，相当于肺部感染性疾病。

【辨治思路】

《金匮要略·肺痿肺痈咳嗽上气病脉证并治》云："《千金》苇茎汤：治咳有微热，烦满，胸中甲错，是为肺痈。"因此，李发枝教授在临床上多以此方为基础治疗肺部感染。因为肺痈的病机为痰热瘀血蕴结于肺，治以清热化痰，活血排脓。有热合用麻杏石甘汤加全蝎，阴虚加天冬、沙参、冬葵子，脾虚合六君子汤，咳喘吐黄痰加冬瓜仁、黄芩等；对于糖尿病并肺部感染者，用本方合当归芍药散、鸡鸣散、防己黄芪汤加减，再加金银花、玄参，效果较好。

【典型医案】

病例　刘某，男，55岁，2014年7月7日初诊。

［主诉］咳嗽、吐黄痰10余年。

［病史］患者10余年前因感冒后出现发热、咳嗽，咳吐黄或白痰，自购退热药、止咳化痰药等服用后，发热退，但咳嗽未愈，时咳吐白痰，未系统诊治，感冒时咳嗽加重，咳吐黄或白痰。1周前查胸部CT示：考虑支气管扩张并感染，左肺门相对增大。

［现症］咳嗽，咳吐黄痰，胸闷，余无不适，舌质红，苔薄黄，脉滑。

问题

（1）结合病例，试述患者辨证要点。

［治疗过程］

2014年7月7日初诊：处方：苇根30g，冬瓜子30g，桃仁10g，生薏苡仁30g，麻黄10g，杏仁10g，桑白皮20g，黄芩20g，炒紫苏子12g，葶苈子30g，清半夏12g，鱼腥草30g，款冬花12g，白果12g，甘草10g，生姜3片为引，7剂，日1剂，水煎服。嘱其勿食生冷、水果及甘甜食物。

7月17日二诊：咳减痰少，痰中偶有血丝。再取上方加侧柏炭20g，14剂。

8月1日三诊：前症再减，另血糖偏高（空腹：8.0mmol/L）。处方：苇根30g，冬瓜子30g，桃仁10g，生薏苡仁30g，麻黄10g，杏仁10g，桑白皮20g，黄芩20g，炒紫苏子12g，葶苈子30g，清半夏12g，鱼腥草30g，款冬花12g，白果12g，甘草10g，黄连10g，14剂，煎服法及饮食禁忌同前。

8月19日四诊：前症基本愈，再取上方14剂，嘱一剂服2～3日，煎服法及饮食禁忌同前。

问题

（2）二诊为何加侧柏炭？

（3）三诊加黄连之意是什么？

【问题解析】

病例

（1）发热自行购买药物后，但咳嗽未愈，感冒时咳嗽加重。胸部CT示：考虑支气管扩张并感染，左肺门相对增大。咳吐黄痰，舌质红，苔薄黄，脉滑。

（2）侧柏叶止血多炒炭用，化痰止咳宜生用。

（3）黄连既有清胃热作用，又有降糖的作用。

【学习小结】

千金苇茎汤出自《金匮要略·肺痿肺痈咳嗽上气病脉证并治》，原文云："治咳有微热，烦满，胸中甲错，是为肺痈。"原方由苇茎、冬瓜仁、桃仁、生薏苡仁组成。李发枝教授治疗该型咳嗽，常结合其原发病整体考虑，辨病属肺痈，治以清肺消痈，逐瘀排脓。辨证要点为咳嗽，咳吐黄脓痰，或黄绿色脓痰，胸闷胸痛，气短，肌肤甲错，或伴发热、咯血等，常见于西医学之肺系疾病，如支气管肺癌、支气管扩张、肺纤维化等常常合并肺部感染。李发枝教授据病、证、症三者之变化，对本方进行加减：痰气滞胸者合半夏厚朴汤，肺气上逆者合葶苈大枣泻肺汤，痰多难去者合三子养亲汤，肺热者合泻白散加黄芩、蒲公英、冬瓜子、鱼腥草，肺阴虚者合清燥救肺汤或沙参麦冬汤，发热者合小柴胡汤重用柴胡，心下痞者合半夏泻心汤，咯血者合柏叶汤、大黄黄连泻心汤，下肢水肿者合防己黄芪汤，周身浮肿者合参苓白术散，胸腔血肿者合透脓散。

【课后拓展】

1. 阅读理解《灵枢·痈疽》《寿世保元·肺痈》《外台秘要》《柳选四家医案》《环溪草堂医案》中有关脓、肺痈的论述。

2. 查阅西医学对本病的认识、研究和进展。

3. 通过对本病的学习，写出学习心悟。

4. 参考阅读：

（1）李伟峰，吕雁，程璐．李发枝教授应用千金苇茎汤治疗肺癌心得［J］．国际中医中药杂志，2013，35（2）：186–187.

（2）杨俊红，陈英哲，张国海．李发枝教授治疗中风后肺部感染经验［J］．中医研究，2016，29（9），38–40.

（3）张明利，王玉光．李发枝教授治咳十法述要［J］．新中医，2009，41（2）：16–18.

第六节　桂苓五味去桂姜辛夏汤证

桂苓五味甘草去桂加姜辛夏汤出自《金匮要略·痰饮咳嗽病脉证并治》，原文云："冲气即低，而反更咳，胸满者，用桂苓五味甘草汤，去桂加干姜、细辛，以治其咳满。"病机当属寒饮内停，肺气上逆，症见咳喘胸满，痰多清稀，伴头眩呕吐，小便不利，动则喘甚，舌淡，苔白滑，治当温化寒饮，降逆止呕。本方现多用于治疗慢性支气管炎、肺气肿之属寒饮内停者。

【辨治思路】

李发枝教授熟读经典，对此条文的理解与运用得心应手。《金匮要略》原条文 35 ～ 40 条，从小青龙汤开始，中间有茯苓桂枝五味甘草汤、苓甘五味姜辛汤、桂苓五味甘草去桂加姜辛夏汤、苓甘五味加姜辛半夏杏仁汤，止于苓甘五味加姜辛半杏大黄汤，共六个方剂，它们的共性是论述外寒内饮的支饮患者，本可用小青龙汤治疗，但由于患者为素体阴阳两虚者，故服小青龙汤后发生了种种变化，根据不同变化，采取相应的治疗措施，除小青龙汤外，最常用的为苓甘五味姜辛汤。李发枝教授在临床时往往不去桂枝，而成桂苓五味姜辛夏汤。该方多用于治疗慢性支气管炎、肺气肿、肺心病或冠心病、风心病所致之心衰。其辨证要点：素有咳喘之疾，遇冷发作或加重，动则喘甚，吐白痰或有痰鸣，小便不利或下肢浮肿，舌淡，苔白滑。若有心衰，可合木防己汤加减；若伴前列腺肥大、小便不利者，可合真武汤加减；若下肢浮肿甚者，可合防己黄芪汤加减；若兼见化热之吐黄痰者，可加冬瓜仁、黄芩、鱼腥草等。

【典型医案】

病例　李某，男，70岁，2014年4月24日初诊。

［主诉］胸闷、气短两年，加重1周。

［病史］冠心病冠脉支架手术后两年，心功能不全，心律失常，房颤，慢性支气管炎，住院后治疗1周。

［现症］胸闷，气短，心悸，活动后加重，咳嗽，无痰，但喉中时有痰鸣，便溏，舌质淡，苔白滑，脉沉弦，时有一止。

问题

（1）简要列出病案中的辨证要点。

［治疗过程］

2014年4月24日初诊：处方：生晒参15g，桂枝20g，防己20g，茯苓30g，干姜10g，五味子10g，细辛3g，紫苏叶12g，甘草10g，厚朴12g，7剂，水煎服，日1剂，每日分两次服。嘱其勿食生冷、水果及甘甜食物。

5月5日二诊：服上方诸症均大减，守上方再服7剂，日1剂，水煎服。煎服法及饮食禁忌同前。

问题

（2）思考木防己汤作用与心功能不全的关系。

【问题解析】

病例

（1）冠心病冠脉支架手术后，心功能不全，心律失常，房颤，慢性支气管炎。胸闷，气短，心悸，活动后加重，咳嗽，但喉中时有痰鸣，便溏，舌质淡，苔白滑，脉沉弦，时有一止。

（2）木防己汤治疗心功能不全的作用机制可能通过对心肌 β 受体的正性变时和正性变力作用，增强钙的电流作用，从而改善心功能。木防己汤适用于窦性心动过缓和心肌收缩功能低下者；木防己汤中桂枝、人参有扩张外周血管、降低血中脑钠肽、增加心肌收缩力的作用。适用于实证或者虚实中间证，表现为心下痞硬、尿少、水肿、心悸气短、喘鸣、脉沉紧的患者。

【学习小结】

桂苓五味甘草去桂加姜辛夏汤出自《金匮要略·痰饮咳嗽病脉证并治》，原文云："咳满即止，而更复渴，冲气复发者，以细辛干姜为热药也，服之当遂渴，而渴反止者，为支饮也。支饮者，法当冒，冒者必呕，呕者复内半夏，以去其水。"原文论述是承接上条云："冲气即低，而反更咳，胸满者，用桂苓五味甘草汤，去桂加干姜、细辛。"论述了服用苓甘五味姜辛汤后两种转归以及支饮的治疗。李发枝教授临床往往不去桂枝，而成桂苓五味姜辛夏汤。该方多用于治疗慢性支气管炎、肺气肿、肺心病或冠心病、风心病所致之心衰。其辨证要点：素有咳喘之疾，遇冷发作或加重，动则喘甚，吐白痰或有痰鸣，小便不利或下肢浮肿，舌淡，苔白滑。若有心衰，可合木防己汤加减；若伴前列腺肥大，小便不利者，可合真武汤加减；若下肢浮肿甚者，可合防己黄芪汤；若兼见化热之吐黄痰者，可加冬瓜仁、黄芩、鱼腥草等。

【课后拓展】

1. 阅读理解《伤寒论》《金匮要略》有关本方论述。

2. 查阅西医学对本病的认识、研究和进展。

3. 通过对本病的学习，写出学习心悟。

4. 参考阅读：王炳恒，孙华，崔维，等. 李发枝运用经方治疗咳喘经验［J］. 河南中医，2017，37（3）：400-403.

第七节　定喘汤证

定喘汤始见于明代张时彻撰的《摄生众妙方》，主要用于痰热内蕴、肺失宣肃之咳喘。原书仅载“哮喘”二字，用法中云：“诗曰：诸病原来有方药，唯愁齁喘最难当，麻黄桑杏寻苏子，白果冬花更又良，甘草黄芩同半夏，水煎百沸不须姜，病人遇此仙丹药，服后方知定喘汤。”其病机为风寒外束，痰热蕴肺。相当于西医学的支气管哮喘、慢性支气管炎等。

【辨治思路】

定喘汤是李发枝教授临床运用较多的方剂，所治疾病病机为风寒外束、痰热内蕴所致。由于素有痰热，复感风寒，肺气壅闭，肺失宣降，故哮喘咳嗽，痰多气急，痰稠而黄，苔黄腻，脉滑数，治宜宣肺降气，清热化痰。方中麻黄辛温，宣肺平喘，解表散邪，白果甘涩，敛肺定喘，祛痰止咳，两药合用，一散一收，既能增强平喘之功，又可防麻黄辛散太过耗伤肺气，共为君药。杏仁、苏子、款冬花、半夏皆能降气平喘，化痰止咳，协助君药加强平喘祛痰之功，共为臣药。用甘寒之桑白皮，苦寒之黄芩，清泄肺热，止咳平喘，为佐药。臣佐相配，以解内蕴之痰热。甘草和中而调药，为使药之用。诸药相合，共奏宣降肺气、止咳平喘、清热化痰之功，使痰热清，外寒解，肺气降，则咳嗽痰喘诸症自除。

【典型医案】

病例　李某，男，10岁，2013年7月9日初诊。

［主诉］咳嗽、吐白痰3天。

［病史］3天前不慎受凉后致咳嗽、气喘急促，咳吐白痰，喉间痰鸣。

［现症］咳嗽、气喘急促，咳吐白痰，喉间痰鸣，二便调，舌质红，苔薄黄，脉滑数。

问题

（1）讨论本案所属证型及治疗原则。

［治疗过程］

2013年7月9日初诊：处方：麻黄10g，杏仁10g，桑白皮20g，炒紫苏子12g，款冬花12g，白果10g，清半夏12g，冬瓜子30g，黄芩10g，甘草10g，6剂。

9月19日二诊：服上方前症愈，今又发热，咳嗽吐白痰，再服上方加柴胡20g，6剂。

9月25日三诊：已不再发热，仍时咳嗽，再服上方去柴胡，7剂。

问题

（2）处方中选用的主方是什么，并讨论其配伍特殊之处。

【问题解析】

病例

（1）风寒外束，痰热内蕴；清热化痰，宣肺定喘。

（2）定喘汤；本方外可宣散风寒，内以清化痰热，使肺气得以宣而逆气可降，痰浊得化而咳喘自平。配伍特点：宣开与清降并用，发散与收敛兼施，融宣、降、清、散、收于一方，故定喘止咳之力颇著。

【学习小结】

本方始见于明代张时彻撰的《摄生众妙方》，主要用于痰热内蕴、肺失宣肃之咳喘。原书仅载“哮喘”二字，用法中云：“诗曰：诸病原来有方药，唯愁齁喘最难当，麻黄桑杏寻苏子，白果冬花更又良，甘草黄芩同半夏，水煎百沸不须姜，病人遇此仙丹药，服后方知定喘汤。”其病机为风寒外束，痰热蕴肺。李发枝教授认为，本方所治哮喘，多因患者素体痰热内蕴，复外感风寒所致。痰热内蕴日久，肺失清肃，复为风寒所遏，致使肺气壅闭，气逆不降，发为哮喘，咳嗽气息急促，胸中憋闷，痰稠色黄等症。若风寒侵袭肌表，卫阳被遏，可见微恶风寒。辨证要点：咳喘气促，咳吐黄痰，舌苔黄腻，脉滑数。本方外可宣散风寒，内以清化痰热，使肺气得以宣而逆气可降，痰浊得化而咳喘自平。配伍特点：宣开与清降并用，发散与收敛兼施，融宣、降、清、散、收于一方，故定喘止咳之力颇著。本方广泛用于多种因痰热蕴肺、肺气上逆而致的喘咳病证。

【课后拓展】

1. 阅读理解《摄生众妙方》有关本方论述。

2. 查阅西医学对本病的认识、研究和进展。

3. 通过对本病的学习，写出学习心悟。

4. 参考阅读：

（1）王炳恒，孙华，崔维，等. 李发枝运用经方治疗咳喘经验［J］. 河南中医，2017，37（3）：400-403.

（2）张明利，王玉光. 李发枝教授治咳十法述要［J］. 新中医，2009，41（2）：16-18.

第八节　小柴胡汤证

小柴胡汤出自《伤寒论》和《金匮要略》，有关条文达到 20 多条，是治疗伤寒少阳病的主方，《伤寒论》有关小柴胡汤加减治疗咳嗽的论述云：“伤寒五六日，中风……或咳……小柴胡汤主之。”

【辨治思路】

外感咳嗽是由外感时邪引起，但正气不足，邪气留恋，从而导致咳嗽迁延日久难愈，其病位多在三焦。如《素问・咳论》云：“久咳不已，则三焦受之；三焦咳状，咳而腹满，不欲饮食。”小柴胡汤具有和解少阳、宣畅三焦气机的功效，如《伤寒论》所云："上焦得通，津液得下，胃气因和，身濈然汗出而解。"小柴胡汤是治疗少阳咳嗽的有效方剂，李发枝教授归纳其治疗咳嗽之辨证要点：咳嗽夜间重，平卧咳重，侧卧咳减，有或多或少的白黏痰，舌质淡或正常，苔白，脉弦紧。方中柴胡苦平，入肝胆经，透泄少阳之邪，并能疏泄气机之郁滞，使少阳半表之邪得以疏散，为君药。黄芩苦寒，清泄少阳半里之热，为臣药。柴胡之升散，得黄芩之降泄，两者配伍，是和解少阳的基本结构。胆气犯胃，胃失和降，佐以半夏、生姜和胃降逆止呕；邪从太阳传入少阳，缘于正气本虚，故又佐以人参、大枣益气健脾，一者取其扶正以祛邪，一者取其益气以御邪内传，俾正气旺盛，则邪无内向之机。炙甘草助人参、大枣扶正，且能调和诸药，为使药。诸药合用，以和解少阳为主，兼补胃气，使邪气得解，枢机得利，胃气调和，则诸症自除。

【典型医案】

病例 常某，男，33 岁，2015 年 2 月 26 日初诊。

［主诉］咳嗽、吐白痰数年，再发 20 天。

［病史］患者每于冬季则易感冒，然后引发咳嗽吐白痰已数年，现感冒 20 天，仍咳嗽，吐白痰，夜甚，遇冷重，舌质稍淡，苔白，脉弦。

［现症］咳嗽，吐白痰，夜甚，遇冷重，舌质稍淡，苔白，脉弦。

> 问题
>
> （1）试述患者的辨证要点。

［治疗过程］

2015 年 2 月 26 日初诊：处方：柴胡 20g，黄芩 10g，清半夏 18g，干姜 10g，五味子 12g，细辛 3g，乌梅 15g，甘草 15g，党参 20g，5 剂，日 1 剂，水煎服。嘱其勿食生冷、水果等甘甜食物。

3 月 11 日二诊：诉服上方即不咳，现饭后觉咽中有痰。再服上方加炒枳实 12g，3 剂而愈。

问题

（2）处方中选用的主方是什么？如何理解处方配伍？

【问题解析】

病例

（1）每于冬季则易感冒；咳嗽，吐白痰，夜甚，遇冷重；舌质稍淡，苔白，脉弦。

（2）小柴胡汤；本方可使邪气得解，少阳得和，上焦得通，津液得下，胃气得和，有汗出热解之功效。

【学习小结】

小柴胡汤出自《伤寒论》和《金匮要略》，两书中对本方论述较多。李发枝教授归纳该方治疗咳嗽之辨证要点：咳嗽夜间重，平卧咳重，侧卧咳减，有或多或少的白黏痰，舌质淡或正常，苔白。本方证需与大柴胡汤证之咳嗽相鉴别，本方证患者舌质多淡，苔白滑，大便正常或溏，口不苦，右上腹无压痛；大柴胡汤证之患者舌质多红或正常，苔薄黄或薄白，大便多秘或正常，口多干苦，多有烧心或反酸，右上腹往往有压痛，或右肩胛骨有压痛。李发枝教授总结柴胡剂加减所治之咳嗽，颇似西医学之胃食管反流性咳嗽。典型反流临床表现为烧心（胸骨后烧灼感）、反酸、嗳气等。部分胃食管反流引起的咳嗽伴有典型的反流症状，但有不少患者以咳嗽为唯一表现。因胆胃之气上逆于肺，则肺气不降反上逆而为咳嗽，故方中加乌梅以降胆胃上逆之气而除热（关于乌梅，《神农本草经》云："味酸平。主下气，除热，烦满，安心。"《神农本草经疏》云："热伤气，邪客于胸中，则气上逆而烦满，心为之不安。乌梅味酸，能敛浮热，能吸气归元，故主下气。"说明乌梅能降胆胃上逆之气而除热，故用之而有效）。《素问·至真要大论》云："诸呕吐酸，暴注下迫，皆属于热。""少阳之胜，热客于胃，烦心心痛，目赤欲呕，呕酸善饥。"说明柴胡剂加乌梅所治之烧心、反酸，为胆胃蕴热所致。据现代药理学研究，乌梅有抗菌、抗真菌及抗过敏等作用，这可能是用其治疗此类咳嗽而有效的药理学基础之一。

【课后拓展】

1. 阅读理解《伤寒论》《金匮要略》有关本方论述。

2. 查阅西医学对本病的认识、研究和进展。

3. 通过对本病的学习，写出学习心悟。

4. 参考阅读：王炳恒，孙华，崔维，等.李发枝运用经方治疗咳喘经验［J］.河南中医，2017，37（3）：400-403.

第九节 御寒汤证

御寒汤，出自《兰室秘藏·眼耳鼻门》，原文简述云："治寒气风邪伤于皮毛，令鼻壅塞，咳嗽上喘之证。"后世论述与应用不多，但李发枝教授将本方用于治疗过敏性鼻炎、体虚感冒、汗证、头痛、头晕、耳鸣等，疗效显著。

【辨治思路】

外感咳嗽属邪实，为六淫外邪犯肺，肺气上逆所致。因于风寒袭肺，肺气失宣，肺气上逆而咳嗽，《难经·四十九难》所云："形寒饮冷则伤肺。"形体受寒，或饮食生冷，均可损伤肺脏引起咳嗽。外感咳嗽治宜宣肃肺气，疏散外邪，因势利导，肺气宣畅则咳嗽自止。御寒汤条文中明确其主治"咳嗽"一证，在运用时，还可伴见鼻塞、流清涕、打喷嚏，平素易出汗，反复感冒，或乏力疲劳，舌质淡，苔薄白或黄，脉浮沉或沉弦等辨证要点。本方具有益气健脾、祛风散寒、清化湿热的功效，临证亦可随症加减运用，灵活变通。

【典型医案】

病例 徐某，女，78岁，2011年11月12日初诊。

［主诉］咳嗽、吐白痰伴胸闷、气短20余天。

［病史］患者素有咳喘之疾，冬季易发作。患者1个月前因发热、咳嗽住某省级医院，诊断为慢性支气管炎伴肺部感染，中西药并用，3天后发热退，但咳嗽、吐白痰、胸闷、气短加重。又治疗20余天，咳喘吐痰未见减轻，而复伴见自汗、盗汗，遇风则咳嗽加重，遂来求诊。

［现症］咳吐白痰，动则汗出而喘，夜间盗汗，遇风则咳喘加重，食欲不振，便溏，日1次，小便清而量少，舌质淡红，苔薄白，脉浮而虚。

问题

（1）患者素有喘疾，思考有何意义？

（2）试述病案中之辨证要点。

（3）讨论本案所属证型及治疗原则。

［治疗过程］

2011年11月12日初诊：处方：羌活10g，白芷10g，防风10g，升麻10g，黄芪60g，苍术15g，黄芩12g，黄连3g，党参15g，陈皮10g，款冬花12g，干姜12g，五味子12g，细辛3g，清半夏12g，7剂，水煎服，日1剂，分两次服。嘱其勿食生冷、水果及甘甜食物。

11月19日二诊：汗出、咳喘、吐痰等诸症大减，复以上方加减服14剂而痊愈，煎服法及饮食禁忌同前。

【问题解析】

病例

（1）患者素有喘疾，常易耗伤肺气而致肺气虚弱，病久导致脾土亦虚。

（2）咳喘冬季易发作；自汗、盗汗，遇风则咳嗽加重；食欲不振，便溏；舌质淡红，苔薄白，脉浮而虚。

（3）脾肺气虚，风寒袭肺，内有郁热；益气解表兼清里热。

【学习小结】

御寒汤出自金代李东垣《兰室秘藏》，原文云："寒气风邪伤于皮毛，令鼻壅塞，咳嗽上喘之证。"明代李梴《医学入门》对本方有相关论述："黄连、黄柏降火，羌活、黄芪、人参补肺，甘草、款冬花、佛耳草消痰，白芷、防风、陈皮、升麻、苍术通寒气之壅塞。"李发枝教授概括本方具有益气解表兼清里热之功效，《素问·六节藏象论》说："肺者，气之本。"《素问·至真要大论》说："诸气膹郁，皆属于肺。"指出了"肺主气"的两层含义，即气的生成和气的宣降都离不开肺。若人平常肺气不足，无力宣发，则见怕冷、出汗、容易感冒等，是肺不能宣散卫气、卫气不固的表现。若此类人感受风寒，出现咳嗽，病多缠绵，虽汗出而风寒之邪不易解，久则邪气入里化热，迁延难愈。李发枝教授治以益气解表兼清里热之法，常加麻黄以宣肺散寒止咳。若鼻塞、流清涕者加辛夷花；咯黄痰或流黄涕者加鱼腥草30g，苇根30g，冬瓜仁30g；兼喘者加白果；低热者加柴胡；淋巴结肿大者加僵蚕、桔梗、金银花、浙贝母；若热象明显者，去黄柏改为黄芩，剂量可用至20～30g，以增强其泻火解毒、清热燥湿之效；若气虚明显者，黄芪剂量可用至50～60g，以升阳补气，益卫固表。此证最忌用清热解毒类药物。若咳嗽失于宣降而误用寒凉冰遏，引邪入里，致邪气不得外越、久而化热之证，用本法可以纠误。

【课后拓展】

1. 阅读理解《兰室秘藏》《医学入门》有关本方论述。
2. 查阅西医学对本病的认识、研究和进展。
3. 通过对本病的学习，写出学习心悟。
4. 参考阅读：

（1）闫磊，郭会军．李发枝教授运用御寒汤治疗艾滋病气虚感寒证经验［J］．中华中医药杂志，2014，29（11）：3465-3466.

（2）王丹妮，蒋自强，刘成丽，等．李发枝教授艾滋病咳嗽医案数据挖掘分析［J］. 中国实验方剂学杂志，2013，19（22）：335–338.

（3）张明利，王玉光. 李发枝教授治咳十法述要［J］. 新中医，2009，41（2）：16–18.

（4）刘景超，郭凤鹏，李发枝. 李发枝运用李杲御寒汤临证举隅［J］. 中医杂志，2012，53（19）：1640–1641.

第十三章　带状疱疹后遗神经痛

带状疱疹后遗神经痛（PHN）就是带状疱疹遗留下来的疼痛，属于后遗症的一种。临床上认为，带状疱疹的皮疹消退以后，其局部皮肤仍有疼痛不适，且持续 1 个月以上者，称为带状疱疹后遗神经痛，表现为局部阵发性或持续性的灼痛、刺痛、跳痛、刀割痛，严重者会影响患者的休息、睡眠、精神状态等。

据报道，带状疱疹发病率为 1.4‰～ 4.8‰，约有 20% 的患者遗留有神经痛。神经痛是带状疱疹的主要特征，是由于带状疱疹病毒的亲神经性侵袭神经末梢造成的，可在发疹前或伴随皮疹出现，少儿不明显，青年人略轻，老年人较重。疼痛以胸段肋间神经和面部三叉神经分布区多见，可因过劳、情绪波动、恶性肿瘤、免疫抑制剂治疗和器官移植等诱发。50 岁以上老年人是带状疱疹后遗神经痛的主要人群，约占受累人数的 75%，该病是医学界的疼痛难题，后遗神经痛对患者身体、心理、日常生活和工作产生了严重影响，是中老年人健康的潜在杀手。

西医学治疗带状疱疹神经痛的原则为止痛、抗病毒、营养神经，但由于病毒感染后以潜伏形式长期存在于脊神经或脑神经的神经节细胞中，部分患者单纯使用西药疗效并不满意。

【辨治思路】

本病属于中医学“缠腰火丹”“蛇串疮”“蜘蛛疮”等范畴。隋代巢元方

《诸病源候论》云:“甑带疮者缠腰生，状如甑带，因以为名。”明代王肯堂《疡医准绳》云:“或问绕腰生疮，累累如贯珠何如?曰:是名火带疮，亦名缠腰火丹。”明代申斗垣《外科启玄》称“蜘蛛疮”。此疾多因情志内伤，肝胆火盛，内蕴湿热，外感毒邪，湿热毒邪互相搏结，壅于肌肤，经络不通所致。

李发枝教授认为，本病致病特点为正气不足，毒邪外侵，加之体质素有肝气郁结，经络阻滞，气血郁闭，终致肝胆郁热。李发枝教授治疗本病的独特之处在于，选取辨病与辨证相结合的专病专方模式——龙胆泻肝汤证。临床上大部分找中医治疗的，都是西医治疗效果不佳的后遗神经痛，李发枝教授则在龙胆泻肝汤基础上加瓜蒌红花甘草汤治疗，收到满意疗效。

龙胆泻肝汤作为清泻肝胆实火、湿热的著名方剂，是一首临床疗效确切、应用广泛的经典名方。当今临床常用的龙胆泻肝汤方，出自清代汪昂的《医方集解》，由龙胆草（酒炒）、黄芩（炒）、栀子（酒炒）、泽泻、木通、车前子、当归（酒洗）、生地黄（酒炒）、柴胡、甘草（生用）组成；主治“肝胆经实火、湿热，胁痛耳聋，胆溢口苦，筋痿阴汗，阴肿阴痛，白浊溲血”。李发枝教授选择龙胆泻肝汤治疗本病，在于清泻日久之郁火，缓肝急降肝燥，使火热之邪得以发越。

主症：皮肤上出现簇集性水疱，色鲜红，排列成带状，自觉灼热刺痛，口苦咽干，烦躁易怒，便秘溲赤，舌质红，苔黄或黄腻，脉弦滑数。

处方：当归10g，龙胆草10g，板蓝根30g，黄芩10g，柴胡10g，车前子20g（包煎），郁金10g，栀子10g，木通6g，泽泻10g，生地黄10g，生甘草6g。

加减：痛甚者加延胡索10g；便秘加生大黄3～6g；发于头面者，加牛蒡子、野菊花；血疱者，加水牛角、牡丹皮；痛甚者加制乳香、制没药；后遗神经痛者合瓜蒌红花甘草汤。

瓜蒌红花甘草汤出自明代名医孙一奎《医旨绪余》，药物组成：大瓜蒌一枚，重一二两，连皮捣烂，加甘草二钱，红花五分。瓜蒌性味甘寒，不唯以清化热痰、通腑开结见长，且能“疏肝郁，润肝燥，平肝逆，缓肝急”(《重庆堂随笔》),《药性类明》更说瓜蒌:“甘合于寒，能和、能降、能润，故郁热自通。”因瓜蒌用量大，易滑肠而引起腹泻，故用甘草甘缓和中，虽说“痛随利减”，但毕竟泄多伤正，故乃重用甘草；使用些许红花，则取其入络行瘀。药虽寥寥三味，而用意颇为周到，所以取效甚捷。

【典型医案】

病例 1 黄某，女，71 岁，2015 年 7 月 29 月初诊。

［主诉］右胸部簇状水疱，灼热刺痛 5 日。

［病史］患者 5 日前晨起发现右胸部皮肤发红并伴有刺痛感，1 日后出现簇状水疱，疼痛延伸至后背部，伴有右上肢沉痛。曾至郑州大学第一附属医院就诊，诊断为带状疱疹，给予药物口服盐酸伐昔洛韦胶囊，并外用阿昔洛韦乳膏。

［现症］局部灼热刺痛，伴右上肢沉痛，口苦，大便干结，舌质偏红，舌苔黄厚腻，脉弦大。

问题

（1）带状疱疹的诊断要点是什么？

（2）带状疱疹后遗神经痛的成因是什么？

［治疗过程］

2015 年 7 月 29 日初诊：处方：全瓜蒌 20g，红花 12g，柴胡 12g，黄芩 10g，车前子 20g，当归 12g，泽泻 20g，龙胆草 10g，甘草 15g，7 剂。

8 月 11 日二诊：诉服上方疼痛减轻，疱疹已结痂，因 8 月初患者没有挂上号，自行续服上方 5 剂，效佳。现余前臂木、麻，结痂处仍有不适感，令其续服上方 15 剂，以巩固疗效。

问题

（3）分析龙胆泻肝汤的药物组成。

（4）瓜蒌红花甘草汤在治疗上有何协同作用？

病例 2 汪某，女，70 岁，2015 年 5 月 6 日初诊。

［主诉］盗汗近2个月，加重伴头晕1周。

［病史］患者2个月前无明显原因出现夜间盗汗，醒后汗止，无寒热，不咳。检查排除结核、甲状腺功能亢进。曾服中药治疗不效，索观服方，已遍服当归六黄汤、玉屏风散、牡蛎散、桂枝汤等。再细询病状，谓素有头晕，口苦，大便不易溏；患者2个月前右胁发带状疱疹，现虽皮疹已愈，但局部仍感疼痛。

［现症］舌淡，苔薄黄，脉弦。

［治疗过程］

2015年5月6日初诊：处方：龙胆草10g，黄芩10g，栀子10g，柴胡10g，当归10g，车前子20g（包煎），泽泻10g，牡丹皮10g，赤芍12g，全瓜蒌20g，红花10g，甘草10g，3剂，每日1剂，水煎两次兑合，分两次温服。

5月14日二诊：患者自诉服药1剂后诸症大减，盗汗止，口苦头晕若失，大便稍溏，日2次。续服上方3剂，嘱煎时加生姜3片，饭后服用。3剂都进而喜告病愈。

问题

（1）如何看待患者以盗汗就诊，而用龙胆泻肝合瓜蒌红花甘草汤收效的？

（2）二诊时为何加生姜为引？

【问题解析】

病例1

（1）①不对称的皮损和成簇的水疱。②皮损局限在身体正中线的一侧。③早期与皮损相关皮肤节段性的神经疼痛。④临床症状不典型时，聚合酶链式反应、病毒培养、血清学试验等有助于鉴别。

（2）水痘－带状疱疹病毒经上呼吸道或睑结膜侵入人体引起全身感染，初次感染在幼儿表现为水痘，在成人可为隐性感染。病毒沿感觉神经侵入脊神经节或脑神经感觉神经节内并潜伏，当机体免疫功能低下时，潜伏的病毒再活化，大量复制并沿感觉神经纤维向所支配的皮节扩散，发生带状疱疹。受累神经元发生炎症、出血，甚至坏死，临床表现为神经元功能紊乱，异位放电，外周及中枢敏化，导致疼痛。

（3）龙胆草、栀子、柴胡清肝泻火解毒；黄芩泻火解毒；泽泻、车前子清热利湿，使湿热从水道排除；生地黄、当归滋阴养血。全方共奏泻火解毒、利湿止痛之功效。

（4）瓜蒌红花甘草汤源于孙一奎《医旨绪余》。处方以瓜蒌为主，《本草纲目》云瓜蒌能“降火”“涤痰结”“消痈肿疮毒”，故能够祛湿热，清肝火；配红花“活血润燥，止痛消肿”；甘草味甘能缓急止痛，生用泻火；与龙胆泻肝汤合用，相得益彰。

病例 2

（1）这个问题便是李发枝教授问诊时的绝妙之处，是大量临床实践与经验的积累，是我们在这一节要学习的精华，在问诊时要从复杂的症状描述和疾病治疗过程中找到真正的病因，如果一开始被患者所说的“盗汗”所误导，便无法进行正确的辨证论治。医者需要细心，要详细地询问发病过程与治疗经过，便能在临证中找出主要矛盾。

（2）加生姜为引，是制约瓜蒌泻下力猛。

【学习小结】

关于本病的发病因素，古人多认为与毒虫蚁类的接触或蜇咬有关，内因多在于心肝火旺，心肾不交，导致火邪下移膀胱、肝胆湿热等。李发枝教授认为，此病的发病与生活作息及情志因素密切相关：肝气郁结，郁而化火或忧思伤脾，脾虚湿盛相结合而成，加之饮食不节，过食肥甘厚味之品，或饮酒过度导致痰湿，湿邪与火邪相结合而成湿热，此病多发于春季，与肝气升发不及，化为火郁之邪密切相关。

关于本方所针对的病机，乃肝胆实火，肝经湿热循经上扰下注。上扰则头颠耳目作痛，或听力失聪，旁及两胁则为痛且口苦；下注则循足厥阴肝经所络阴器而为肿痛、阴痒，湿热下注膀胱则为淋痛等症。故方用大苦大寒之龙胆草，上泻肝胆实火，下清下焦湿热，为本方泻火除湿的君药。黄芩、栀子具有苦寒泻火之功，在本方配伍龙胆草，为臣药。泽泻、木通、车前子清热利湿，使湿热从水道排出。肝主藏血，肝经有热，本易耗伤阴血，加用苦寒燥湿之品，再耗其阴，故用生地黄、当归滋阴养血，以使标本兼顾。方用柴胡，是为引诸药入肝胆而设，甘草有调和诸药之效。综观全方，是泻中有补，利中有滋，以使火降热清，湿浊分清，循经所发诸症相应而愈。

【课后拓展】

1. 阅读理解《诸病源候论》《外科大成》《医宗金鉴·删补名医方论》有关该病的论述。

2. 查阅西医学对本病的认识、研究和进展。

3. 通过对本病的学习，写出学习心悟。

4. 参考阅读：

（1）王丹妮，李真，徐立然，等. 李发枝治疗艾滋病带状疱疹及其后遗神经痛的配伍精要［J］. 中国中药杂志，2013，38（15）：2497–2500.

（2）李政伟，陈莉华，闫磊，等. 李发枝运用龙胆泻肝汤治疗艾滋病带状疱疹及其后遗神经痛经验举隅［J］. 中华中医药杂志，2015，30（9）：3158–3159.

（3）李伟峰，李培芳，程璐，等. 瓜蒌红花甘草汤合龙胆泻肝汤治疗带状疱疹神经痛 30 例临床观察［J］. 江苏中医药，2013，45（7）：33–34.

主要参考书目

［1］徐立然，郭会军．李发枝治疗艾滋病经验集［M］．郑州：中原农民出版社，2013.

［2］李发枝．李发枝方证辨证选录［M］．北京：人民卫生出版社，2021.

［3］张重刚，韩新峰，张健锋．河南省名中医学术经验荟萃［M］．西安：世界图书出版公司，2017.

［4］黄煌，孙耀志．经方论剑录：经方医学论坛临床经验交流精华［M］．北京：人民军医出版社，2012.

［5］金杰，金晨曦，张健锋．七师秘验［M］．北京：人民卫生出版社，2019.

［6］张隐庵著，孙国中、方向红点校．黄帝内经素问集注［M］．北京：学苑出版社，2002.

［7］河北医学院校释．灵枢经校释［M］．北京：人民卫生出版社，1982.

［8］吴谦．御纂医宗金鉴［M］．太原：山西科学技术出版社，2011.

［9］湖南省中医药研究所编．《脾胃论》注释［M］．北京：人民卫生出版社，1976.

［10］张年顺．李东垣医学全书［M］．北京：中国中医药出版社，2006.

［11］王清任．医林改错注释［M］．人民卫生出版社，1985.

［12］范恒，沈霖．伤寒论讲义［M］．北京：中国医药科技出版社，2010.

[13] 湖北中医药大学 . 金匮要略释义 [M]. 上海：上海科学技术出版社，2013.

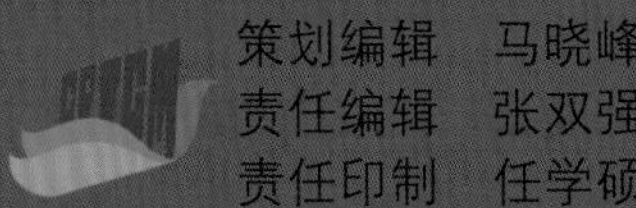

策划编辑　马晓峰
责任编辑　张双强
责任印制　任学硕

河南中医药大学
全国名老中医药专家学术传承系列案例教材

跟国家级名老中医李鲤做临床
跟国家级名老中医李振华做临床
跟国家级名老中医唐宋做临床
跟国家级名老中医郑启仲做临床
跟国家级名老中医张磊做临床
跟国家级名老中医王立忠做临床
跟国家级名老中医毛德西做临床
跟国家级名老中医王松龄做临床
跟国家级名老中医王守儒做临床
跟国家级名老中医孙六合做临床
跟国家级名老中医邵经明做临床
跟国家级名老中医李发枝做临床
跟国家级名老中医吕海江做临床
跟国家级名老中医庞清治做临床

读中医药书，走健康之路

服务号
（zgzyycbs）

医开讲
（yikaijiang）

ISBN 978-7-5132-7617-7

定价：52.00 元